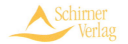

Silvia Maria Engl & Gabriele Martine Reichard

Lebenspowerwunder Aloe Vera

Wie das Gel der Heilpflanze
Gesundheit und Schönheit bewirkt

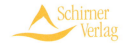

Die Ratschläge in diesem Buch sind sorgfältig erwogen und geprüft. Sie bieten jedoch keinen Ersatz für kompetenten medizinischen Rat, sondern dienen der Begleitung und der Anregung der Selbstheilungskräfte. Alle Angaben in diesem Buch erfolgen daher ohne Gewährleistung oder Garantie seitens der Autorinnen oder des Verlages. Eine Haftung der Autorinnen bzw. des Verlages und seiner Beauftragten für Personen-, Sach- und Vermögensschäden ist daher ausgeschlossen.

ISBN 978-3-8434-5156-7

Silvia Maria Engl &
Gabriele Martine Reichard:
Lebenspowerwunder Aloe Vera
Wie das Gel der Heilpflanze
Gesundheit und Schönheit bewirkt
© 2017 Schirner Verlag, Darmstadt

Umschlag: Murat Karaçay, Schirner,
unter Verwendung von #617846735
(© lovelyday12) und #515047435
(© Martial Red), www.shutterstock.com
Lektorat: Karin Garthaus, Schirner
Layout: Marie Springer, Schirner
Printed by: Ren Medien GmbH, Germany

www.schirner.com

1. Auflage September 2017

Alle Rechte der Verbreitung, auch durch Funk, Fernsehen und
sonstige Kommunikationsmittel, fotomechanische oder vertonte Wiedergabe
sowie des auszugsweisen Nachdrucks vorbehalten

Inhalt

Überblick 6

Leben 8
Keimzellen des Lebens 10
Von der Signatur der Pflanze 14
Verdauung ist Verwandlung 20
Panta rhei – alles fließt 22

Power 26
Aus der Mitte kommt die Kraft 26
Immungenie Aloe Vera 31

Wunder 38
In Summe so viel mehr! 38
Kosmopolitin seit über 5000 Jahren 41

Aloe im Alltag 46
Speis und Trank 46
Aloe Vera zur Körperreinigung 59
Aloe für die Seele 64
Aloe in der Handtasche 66
Beauty Queen Aloe Vera 69

Der Wissens-Wert 75

Schlusswort 88

Über die Autorinnen 91

Bildnachweis 93

Überblick

»Was, noch ein Buch über Aloe Vera? Gibt es über diese alte Heilpflanze nicht schon genug Bücher auf dem Markt?«
Ja, es gibt viele Bücher darüber. Das, was wir dir hier an Wissen und Erfahrung präsentieren, hebt sich jedoch von allen anderen Büchern ab. Zudem ist Aloe Vera eine Pflanze, die zwar jeder kennt, über die aber kaum jemand wirklich etwas weiß. Jedenfalls nicht das, was sie so wichtig und wertvoll macht. Dabei steht für uns fest: Jeder Mensch braucht Aloe Vera – gerade in der heutigen Zeit.

Auf den folgenden Seiten präsentieren wir zum einen Aspekte dieser Pflanze, die du so noch in keinem der bisher erschienenen Bücher finden kannst und die für dich und deine optimale Nutzung der Aloe Vera, der Wüstenkönigin, wichtig sind. Zum anderen hat es uns gereizt, zu dem scheinbar vollständigen Wissen elementare Sichtweisen hinzuzufügen, die der heutigen Zeit gerecht werden und dir eine völlig neue Perspektive eröffnen. Einer dieser Kernpunkte findet sich im Kapitel über die Signaturenlehre (s. S. 14 ff.), einem der wohl spannendsten Punkte, wenn man eine Pflanze wirklich tief gehend verstehen möchte.

Somit ist dieses Buch sowohl ein wunderbarer Einstieg in die Welt der Aloe Vera als auch voller Inspiration für diejenigen, die schon eigene Erfahrungen mit ihr gemacht haben. Gleichzeitig ist es durch seinen kompakten Umfang als ein Buch zu sehen, das dir einen ersten Überblick und

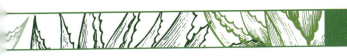

Einblick bietet und dir Lust machen soll, dich tief gehender mit der »Pflanze der Unsterblichkeit«, wie die Ägypter sie nannten, zu beschäftigen.

Wir sind uns sicher, dass du nach der Lektüre dieses Buches, das wir mit großer Begeisterung für dich geschrieben haben, ein ebensolcher Freund und leidenschaftlicher Nutzer des kostbaren Aloe-Vera-Gels wirst, wie wir es bereits sind.

Mit den besten Wünschen für dich und deine Gesundheit

Gabriele Martine Reichard und Silvia Maria Engl

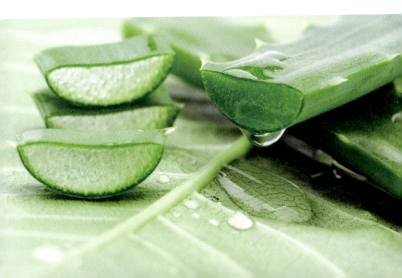

Leben

Ob dich nun der Aspekt »Gesundheit« oder »Schönheit« gereizt hat, dir dieses Buch zu kaufen: Beide hängen sie unmittelbar mit dem großen Thema »Leben« zusammen. Je gesünder wir sind, umso schöner sind wir auch.

Unsere Haut ist beispielsweise ein wunderbarer Spiegel dafür, wie es uns geht. Wenn wir ausreichend schlafen, frische Nahrung essen, uns in einer seelisch ausgeglichenen Lebensphase befinden, zeigt sich das auch in einem ruhigeren Hautbild. Müdigkeit, Stress, Sorgen oder vitalstoffarme Nahrung wiederum machen unseren Teint eher grau und fahl. Je lebendiger wir uns fühlen, umso mehr strahlen wir auch nach außen. Lebendigkeit ist sexy und wirkt wie ein Magnet auf unser Umfeld.

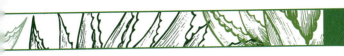

Aloe Vera ist ein sehr anspruchsloses Liliengewächs, das überwiegend in heißen Ländern wächst, am liebsten sogar direkt in der Wüste. Innerhalb von drei bis vier Jahren bilden sich mithilfe der Sonneneinstrahlung im Gel dieser Pflanze Hunderte von hilfreichen Mikronährstoffen. Seit Urzeiten verwenden Menschen dieses äußerst nährstoffreiche innere Mark der geschälten Aloe-Vera-Blätter in vielfältiger Weise.

Aloe Vera ist pures Leben. Somit ist es für uns Menschen mehr als naheliegend, ihre Lebendigkeit in uns aufzunehmen – sei es von innen, indem wir das Gel trinken, oder von außen, indem wir Aloe Vera auf unsere Außenhaut auftragen. Wieso sie der Inbegriff eines Lebendigkeitsspenders ist, wird deutlich, wenn wir uns mit den Ursprüngen des Lebens im Allgemeinen und mit der Pflanze selbst näher beschäftigen.

Keimzellen des Lebens

Neues Leben entsteht aus der Vereinigung zweier sich ergänzender Zellen (Samen- und Eizelle), die gemeinsam ein neues, großes Ganzes erschaffen. Aus drei sogenannten Keimblättern[1] entwickelt sich ein neues Lebewesen. Besonders das Ektoderm, das äußerste Keimblatt, wird uns später noch interessieren. Aus ihm entspringen die Haut und ihre Anhangsgebilde ebenso wie das Nervensystem – was schon ein kleiner Hinweis auf den engen Zusammenhang zwischen Haut und Seele ist.

Alle Lebensprozesse basieren auf der Tätigkeit von Billiarden kleiner Zellen in uns. Diese müssen im Kleinen genau das tun, was der Organismus im Ganzen, also der Mensch, im Großen auch tut:

- **essen und sich gut ernähren, um arbeiten zu können**
- **ausscheiden, um sich zu reinigen und vital zu bleiben**

In den Zellen, in unseren kleinsten lebenden Einheiten, finden wir also bereits die wichtigsten Schlüsselfunktionen für ein gesundes Leben vor: Nahrungsaufnahme, Atmung, Reinigung und Ausscheidung. Die Vermittler und Träger all dieser Prozesse sind unsere Körperflüssigkeiten wie Blut, Lymphe und die wässrige Zwischenzellsubstanz überall im Organismus. Je nach Geschlecht, Lebensalter, Körpermas-

---

[1] Als Keimblätter bezeichnet man eine erste Differenzierung eines Embryos in verschiedene Zellschichten, aus denen sich anschließend unterschiedliche Strukturen, Gewebe und Organe entwickeln.

se und Körperfettanteil bestehen wir zu 50 % (ältere Menschen) oder 70 % (Kinder) aus Wasser.
Insofern sollten wir uns hin und wieder folgende Fragen stellen:

- **Was von dem, was ich esse, kommt wirklich in meinen innersten Zellen so an, dass sie damit arbeiten können und wirklich genährt sind?**
- **Sind meine Zellen ausreichend aufnahmefähig und durchlässig für alle lebenswichtigen Mikronährstoffe?**
- **Sorge ich für eine ausreichende Wasserversorgung, sodass alle Körperflüssigkeiten im Fluss sind und damit die Kommunikation zwischen den Zellen und die ständigen Reinigungsarbeiten in meinem Körper gewährleistet werden?**

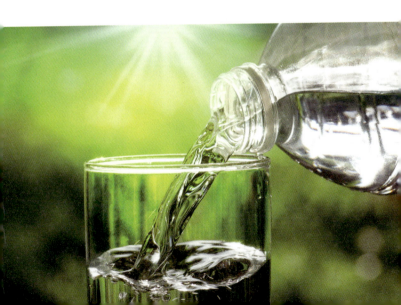

In den letzten Jahrzehnten hat die orthomolekulare Medizin hier ungeheure Fortschritte in Bezug auf das Verständnis von Gesundheit auf zellulärer Ebene gemacht und vieles entschlüsselt, was man früher schlicht nicht wusste.

Insbesondere die zentrale Stellung des Darmes und des Mikrobioms (= die Gesamtheit aller Bakterien in unserem Verdauungstrakt) in Bezug auf die Nährstoffaufnahme und auf alle Regulationsmechanismen im Körper wird erst seit einigen wenigen Jahren entschlüsselt. Man hat im Zuge der ganzheitlichen Betrachtung des Menschen und seiner Regelkreise erkannt, dass wesentliche Teile des Immunsystems ebenso wie die des Nerven- und Hormonsystems ihren Sitz im Darm haben. Außerdem wurde erst in den letzten Jahrzehnten genauer erforscht, wie das Fehlen von Vitaminen und Mineralien – beispielsweise von Vitamin D – ganz konkret über Jahre hinweg zu ernsthaften Erkrankungen führen kann und wie im Umkehrschluss diese Probleme auch durch eine gezielte Zufuhr bestimmter Substanzen (Substitutionstherapie) gelöst werden können.

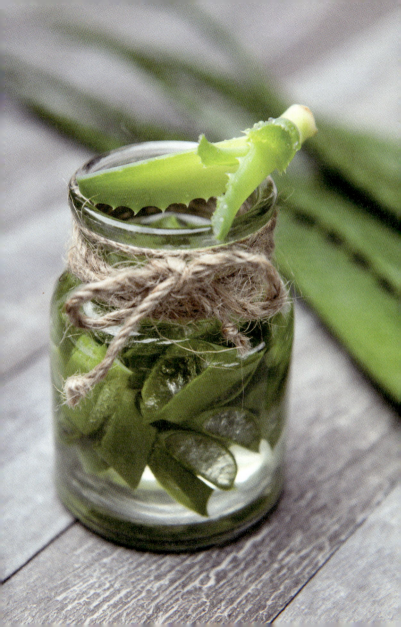

Von der Signatur der Pflanze

Woher wussten die Menschen vor der heutigen technischen Labormedizin, was eine Pflanze, ein Stein, eine Substanz für uns Menschen bewirken kann? Bevor wir alles in Einzelteile zerlegen und analysieren konnten? Ganz einfach: Sie mussten kreativ sowie ganzheitlich denken – und vor allen Dingen beobachten. So haben sie alles an Wissen, Empfindungen, beobachtbaren Phänomenen und was ihnen sonst zugänglich war zusammengetragen. Dies war die einzige Möglichkeit, sich der gesammelten Weisheit der Heilkräfte aus der Natur anzunähern.

Die Summe aller Eigenschaften, Verhaltensweisen, Standortbedingungen von Pflanzen oder Mineralien schenkt uns seit Urzeiten das Wissen über ihre Wirkung im Menschen. Noch heute arbeitet zum Beispiel die anthroposophische Medizin nach dieser Prämisse, wenn neue Heilmittel erforscht werden.

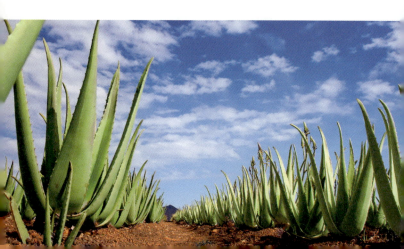

Ein kleines Beispiel: Bei der Frage: »Es gibt Pflanzen, die dir genau jetzt, in deiner Situation der Schwäche, mehr Energie, mehr Kraft und mehr Stärke schenken können. Bitte wähle intuitiv aus: Möchtest du eine Essenz aus Gänseblümchen oder eine aus Sonnenblumen dafür verwenden?«, antworten die meisten sehr einfach und klar: »Die aus Sonnenblumen!«

Sonnenblumen verkörpern Sonne, Licht, Leben, Kraft, Größe – sie enthalten nahrhafte Samen, energiereiches Öl. Das ist pure Energie! Schon der bloße Anblick und spärliches Wissen über Sonnenblumen vermitteln uns intuitiv richtig diesen Eindruck.

Das ist angewandte Signaturbetrachtung!

Diese Art der Erforschung von potenziellen Gaben einer Heilpflanze nennt man Signaturenlehre[2]. Sie folgt der Frage: »Wie kann ich aus dem Sein der Pflanze herauslesen, was sie für den Menschen tun kann?«

Betrachten wir also die Signatur der Aloe Vera! Ihr Standort, ihr Aufbau sowie die Summe ihrer Eigenschaften erlauben uns Aufschlüsse darüber, was sie für uns Menschen tun kann.

---

[2] Definition: Die Signaturenlehre (lat. signare = bezeichnen, kennzeichnen) ist die Lehre von Gegebenheiten in der Natur, die uns Ähnlichkeiten, Verwandtschaften und innere Zusammenhänge zu uns Menschen aufzeigen. Seien es Pflanzen, Mineralien oder Tiere – es bestehen Analogien zwischen Form, Farbe, Charakter, Geruch, Geschmack, Standort, Entstehungszeit, Farben sowie humoralpathologischen und traditionellen astrologischen Zuordnungen.

Aloe Vera ist eine Wüstenpflanze. Als Liliengewächs sind ihre botanischen Geschwister u.a. der Knoblauch, dem traditionell eine immunstärkende Wirkung nachgesagt wird, und der reinigende Spargel. Die Aloe Vera braucht es heiß und sonnig und das am liebsten 360 Tage lang im Jahr. Dank ihrer langen Pfahlwurzel und des Speichergewebes ihrer Blätter lagert sie das Wasser aus den Tiefen der Erde und aus der Luft in ihrem innersten Blattmark ein. Und mithilfe der permanenten Sonneneinstrahlung in ihrem Heimatklima bildet sie aus wenigen Grundbausteinen des Wüstenbodens über 270 lebenswichtige Inhaltsstoffe (siehe »In Summe so viel mehr«, S. 38 ff.). Hierfür benötigt sie ungefähr 3–4 Jahre. Erst dann sollten die äußersten Blätter erstmalig geerntet werden.

Die Pflanze ist resistent gegen Schädlinge, Viren, Bakterien sowie Pilze und muss nicht gedüngt werden. Dank des Bitterstoffes Aloin, der zwischen ihrer Schale und dem inneren Blattmark zu finden ist, wird sie auch nicht von Tieren gefressen. Und wenn die Aloe Vera eine Blessur erleidet, schließt sich wundersamerweise jede Wunde in kürzester Zeit wie von selbst. Denn dank bestimmter Mehrfachzucker ist sie in der Lage, eine Art Wundverband in Minutenschnelle selbst zu produzieren. Sie kann sehr rasch ihr eigenes Gewebe regenerieren und ist äußerst fruchtbar, indem sie unendlich viele Ableger bildet.
Alle Versuche, sie in irgendeiner Weise zu manipulieren, gentechnisch zu verändern o. Ä. sind fehlgeschlagen.

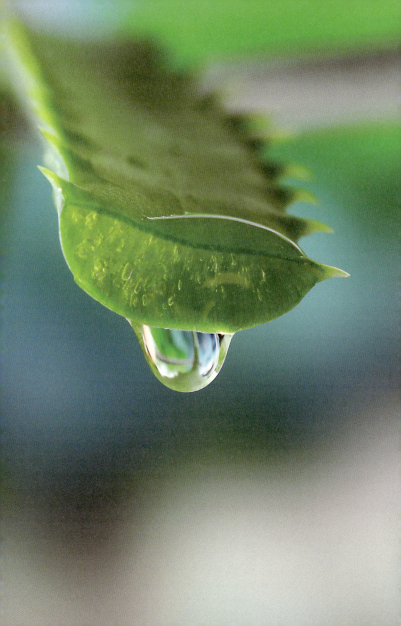

Wir haben also eine äußerst lebenskräftige, widerstandsfähige und immunstarke Pflanze vor uns, der etwas Außerordentliches gelingt: Sie bewahrt ihr weiches, reiches Inneres vor den schwierigen Bedingungen, denen sie durch die Außenwelt ausgesetzt ist. Diese Eigenschaften können auch wir Menschen uns zunutze machen und ihrem Beispiel folgen. Mithilfe der Aloe Vera können wir für uns selbst einstehen, fürchten uns vor nichts und niemandem. Auch können wir dank ihr in großer Fülle leben, dem Leben zugewandt, kreativ und schöpferisch aus uns selbst heraus.

All dies ist auf die äußerst klug konzipierte Blatthaut der Aloe Vera zurückzuführen, die Feuchtigkeit und Licht aufnimmt und speichert.

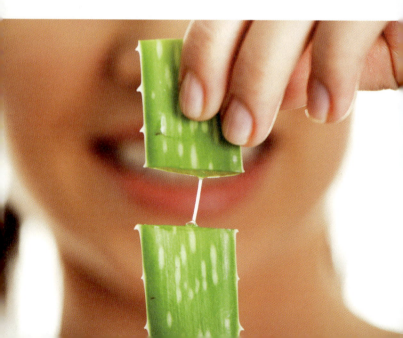

Um im vollen Umfang verstehen zu können, wie die Aloe Vera in unserem Inneren wirkt, müssen wir einen Schritt weiter denken und den engen Zusammenhang von äußerer Haut und inneren Schleimhäuten sehen. Letztendlich handelt es sich bei vielen Schleimhäuten im Inneren unseres Körpers – also zum Beispiel bei der Schleimhaut des Magen-Darm-Trakts, der Mundhöhle, der Blase, der Gebärmutter, bei den Bronchialschleimhäuten u.v.m. – um nach innen gestülpte Haut, um einen langen Schlauch im Inneren des Körpers mit einem Eingang oben und einem Ausgang unten.

Haut und Schleimhaut sind wichtige Grenzorgane für unseren Kontakt nach außen. Beide müssen sortieren können, was uns guttut, was wir brauchen und was von uns ausgeschieden, abgewiesen gehört. Beide sind für ein gutes Gleichgewicht von außen und innen, von abnehmen und ausscheiden zuständig. Sie verwandeln von außen aufgenommene Substanzen wie Cremes oder Nahrung und machen sie dann zu einem eigenen Teil des Körpers.

Hier erschließt sich für uns ganz klar eine Hauptfähigkeit von Aloe Vera, die ihren Ruf als »Pflanze der ewigen Jugend« und ihren jahrtausendelangen Gebrauch als Hautpflegegel erklärt.

Verdauung ist Verwandlung

Der Darm in seiner ganzen Komplexität erlebt heute große Aufmerksamkeit in der Wissenschaft und in den Medien. Und es ist sicher kein Zufall, dass sich unser Blick in einer Welt, die zunehmend schwer zu »verdauen« ist, ausgerechnet auf dieses Organ richtet, das bei so vielen Menschen nicht mehr richtig funktionieren will. Zu groß ist bei einigen die Entfremdung vom ursprünglichen, sinnlich erfahrbaren Leben, zu virtuell die Alltagsinhalte, zu hoch die Taktzahl der Veränderungen und zu schnell der Lauf

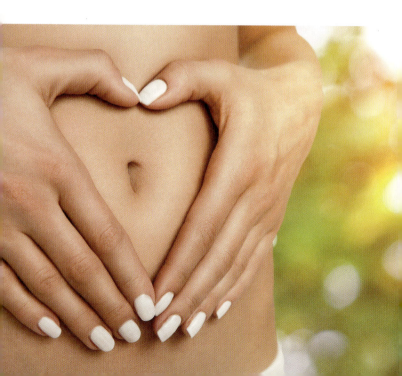

vieler Veränderungen. Rasch sind Darm und Seele durch die Anforderungen an den heutigen Menschen überlastet, reagieren mit Vermeidungs- und Blockadeanzeichen und verweigern das reibungslose Funktionieren in sinnentleerten Zusammenhängen. Die großen Aufgaben des Darmes, Inhalte der Außenwelt (Nahrung) aufzunehmen, zu sondieren und zu sichten (Vorverdauung) und dann mithilfe des Immunsystems und der Darmzellen zu entscheiden, was wir brauchen und was wir ausscheiden müssen, wird zunehmend nicht mehr fehlerfrei geleistet. Wir haben auf allen Ebenen Schwierigkeiten damit, zu sortieren, welchen Input von außen wir erlauben wollen und welcher Input sich in einen Teil von uns verwandeln darf. Vielleicht nennt unser Therapeut das dann auf körperlicher Ebene »Nahrungsmittelunverträglichkeit« oder »Überreiztheit«, auf seelischer Ebene haben wir eine »zu dünne Haut«. Der eigentliche Kern des Problems ist jedoch, dass wir eine sehr wichtige Instanz in uns aus dem Auge verloren haben: ein gesundes, starkes und fokussiertes ICH, das entscheiden kann, was wir im Leben brauchen und was nicht.

Da sich Körper und Seele in keiner Weise trennen lassen, sich Seelisches nicht nur körperlich ausdrückt, sondern auch umgekehrt, gelingt es mithilfe der – im weitesten Sinne – verdauungsstärkenden Eigenschaften der Aloe Vera eben auch, uns wieder innerlich fokussierter und klarer zu erleben.

Panta rhei – alles fließt

Wasser ist der Hauptbestandteil aller Lebensformen und ein wichtiger Baustein unserer Zellen. Als Quellungswasser für Eiweißkörper bildet es mit diesen die Grundsubstanz unserer Zellen, in der alle anderen Bausteine gelöst oder geformt vorliegen. Das bedeutet, dass alle Zellen des Körpers – seien es Haut-, Drüsen-, Muskel-, Gehirnzellen oder andere – nur dann funktionsfähig sind, wenn sie genügend Wasser enthalten. Zudem ist es ein wichtiges Transportmittel: Nährstoffe, körpereigene Substanzen und Stoffwechselprodukte werden im Blutplasma, das zu ca. 90 % aus Wasser besteht, zu ihrem Bestimmungsort transportiert.

Paradoxerweise gelang es der Aloe-Vera-Pflanze, trotz der im Grunde genommen lebensfeindlichen Umgebung ihrer Klimazone, zum Symbol für Feuchtigkeit, Fülle und üppige Vegetation zu werden. Reines Aloe-Vera-Gel steht seit Menschengedenken für das Wässrige, Mütterliche, Lebendige und damit auch für die ewige Jugend.[3] In Südindien gibt es einen der Ghrita Kumari (sanskrit: »Aloe Vera«, »junge Frau«, die »Schaumgeborene«) und allem Mütterlichen geweihten Tempel.
Das Aloe-Vera-Gel symbolisiert den Fluss des Lebens wie keine andere Substanz. Im alten Ägypten säumten sogar Aloe-Vera-Pflanzen den Weg zu den Pyramiden, um Ver-

---

[3] Laut der analogischen Denkweise ist das Wasser Ursprung allen Lebens, während die Mutter alles menschliche Leben hervorbringt, wodurch all diese Aspekte zusammengehören.

storbene auf ihrem Weg ins ewige Leben zu beschützen und zu begleiten.

Wenn wir den Feuchtigkeitshaushalt des Menschen im Laufe seines Lebens betrachten, fällt eines auf: In jungen Jahren enthält unser Körper genug Wasser, und er ist vor allem dazu in der Lage, es ausreichend zu speichern. In der Regel ist unsere Haut dann rosig, prall und straff. Wir hören gut, wir sehen gut, wir haben Appetit und eine regelmäßige Verdauung. Wir sind gelenkig, bewegen uns gerne und leben ganz aus den überschäumenden Privilegien der Jugend heraus. Im Laufe der Jahre lässt jedoch die Fähigkeit des Körpers, Wasser zu binden und zu organisieren, nach.

Der Alterungsprozess beginnt rein körperlich betrachtet bereits gegen Ende der Zwanzigerjahre. Ab diesem Zeitpunkt zeigt sich ein schleichender, aber signifikanter Rückgang in der körpereigenen Produktion aller für die Wasserbindung relevanten Stoffe, allen voran die bekannte Hyaluronsäure und die Kollagene.

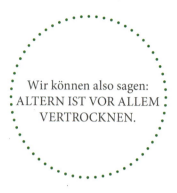

Wir können also sagen:
ALTERN IST VOR ALLEM
VERTROCKNEN.

Und Vertrocknen heißt: ein Abnehmen der Blutversorgung, des Nährstofftransports, der Elastizität aller Gewebe, der Reinigungstätigkeiten im Bindegewebe sowie ein Abnehmen des Abtransports von Säuren. Das bedeutet: schlechteres Funktionieren aller Organe, weniger Leistung – mithin: eine höhere Anfälligkeit für Disharmonien.

All dies kann sich spürbar in Form von Verspannungen durch Übersäuerung, Appetit- und Durstlosigkeit oder in deutlich sichtbaren Falten äußern. Es mögen auch leise knirschende Gelenke, zunehmende Steifheit, schlechteres Hören durch nachlassende Elastizität der Membranen im Ohr bzw. nachlassende Sehkraft durch eine Minderversorgung an Nährstoffen und Sauerstoff im Auge sein. Ja, sogar an verhärtete Denk- und Verhaltensmuster sowie an mögliches »Altersstarrsinn« als Resultat dürfen wir in diesem Zusammenhang denken! Immerhin ist unser Gehirn dasjenige Organ, das zu fast 95 % aus Wasser besteht und damit extrem abhängig von einer ausreichenden Wasserversorgung ist. Es reagiert äußerst schnell und intensiv auf die geringsten Anzeichen von Mangel, unter anderem mit

Konzentrationsstörungen und nachlassendem Gedächtnis. Wenn wir Durst verspüren, ist das bereits ein starkes Warnzeichen dafür, dass uns 2 % Körperflüssigkeit fehlen und dringend wieder aufgefüllt werden müssen.

Die oben beschriebenen Alltagsbeschwerden sind zunächst kleine Anzeichen für Austrocknung, die wir in dem Wissen hinnehmen, dass das nun mal so sei ... »wir werden halt älter«.

Gerade hier kann die Aloe Vera, die »Pflanze der ewigen Jugend«, ihren großen Auftritt in unserem Leben haben und schlicht durch ihr – an der Signatur ablesbares – So-Sein im wahrsten Sinne des Wortes frisches Blut in unsere Adern zaubern!
Das Gel hat mit seiner einzigartigen Fähigkeit, uns einerseits mit einer Fülle an Grundbausteinen (Vitamine, Mineralien, Spurenelemente, Aminosäuren und viele mehr) zu versorgen und uns andererseits bei der inneren Reinigung zu unterstützen, die Kraft, viele dieser Alterserscheinungen ab Ende 20 abzumildern bzw. weit in die Zukunft zu verschieben.

POWER

Aus der Mitte kommt die Kraft

Wenn wir die Pole »Zuviel« und »Zuwenig« als zwei Elemente einer Dreiheit verstehen, deren Mitte »Ausgleich«, »Harmonie« heißt, kommen wir der Hauptaufgabe von Aloe Vera in unserem Körper sehr nahe: genau dieses möglichst enge Pendeln um eine gesunde Mitte wiederherzustellen. Pendeln deswegen, weil die exakte Mitte Stillstand bedeuten würde und somit den Tod. Das Bemühen um Ausgleich, um Regulation von Extremen ist das, was unsere Gesundheit erhält oder sie uns wiedererlangen lässt. Nicht umsonst gilt Aloe Vera als adaptogene[4] Pflanze, die immer unsere Mitte im Blick hat.

Im alchemistischen Weltbild begegnen uns die Begriffe Sulfur – Merkur – Sal in Form der sogenannten Tria Principia: Die Polarität von kalt und warm, von Salz und Schwefel, von hart und weich, flüssig und fest oder schlicht von zu wenig und zu viel zieht sich durch alle Lebensbereiche und verlangt immer etwas Drittes, Ausgleichendes. Denken wir im körperlichen Bereich nur an Arthrose und Arthritis, an zu hohen oder zu niedrigen Blutdruck, an zu dünn und zu dick, Durchfall und Verstopfung, Allergie und Immunschwäche, Depression und manisches Verhalten:

---

[4] »Adaptogen« ist eine alternativmedizinische Bezeichnung für biologisch aktive Pflanzenstoffe, die dem Organismus helfen sollen, sich erhöhten körperlichen und emotionalen Stresssituationen anzupassen.

Immer fehlt das harmonische Schwingen um ein gesundes Gleichgewicht.

Hier brauchen wir das Merkur-Prinzip als das vermittelnde, verbindende und ausgleichende Element, das flüssige Prinzip, das zwischen dem feurigen Sulfur und dem formgebenden Salprozess vermittelt. Der Götterbote Merkur aus der griechischen Mythologie begegnet uns also hier ganz passend auch zu seiner späteren astrologischen Zuordnung als Vermittler, als Botschafter, als großer Kommunikator zwischen den Regulationssystemen. Ihm ist das Nervensystem unterstellt, das aus dem Ektoderm entstanden ist, ebenso wie Füße und Hände als Fortbewegungs- bzw. Kontaktor-

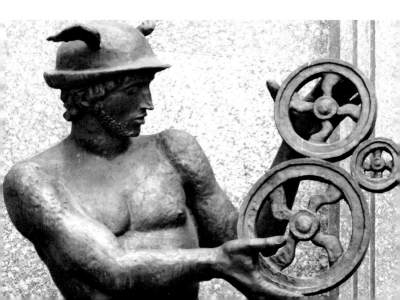

gane zur Welt. Mithilfe der Nerven werden Informationen über die Zustände im Körper ans Gehirn übermittelt, das diese verarbeitet und die Ergebnisse der Verarbeitung an andere Körperteile zurücksendet. In der Astrologie ist der Planet Merkur im Grunde neutral, hat jedoch die Fähigkeit, wie ein Chamäleon die Färbung der Planeten anzunehmen, zu denen er exakte Aspekte bildet. Er ist also weniger eine feste Konstante mit klaren Aufgaben, als vielmehr leicht beeinflussbar, beweglich und sich anpassend. Ähnliches begegnet uns bei der Aloe Vera: Sie »heilt« spezifische Probleme nicht, ist aber durch die Stärkung unseres »inneren Arztes«, unserer Selbstheilungskräfte, in der Lage, uns die Fähigkeit für ein neues Gleichgewicht zu schenken.

In allen medizinischen Weltbildern gibt es für den hier angesprochenen Einflussbereich der Aloe Vera Begriffe wie »der innere Arzt« (die Lehre des Paracelsus), die »Lebenskraft« (Homöopathie) oder das »Chi« (Chinesische Medizin). Selbst in der ayurvedischen Heilkunde mit ihren verschiedenen Konstitutionstypen zählt Aloe Vera zu den wenigen Lebensmitteln, die für alle gleichermaßen geeignet und stärkend sind.

Es ist sehr wichtig zu verstehen, dass die Aloe Vera keinesfalls irgendein Wundermittel für spezifische Krankheiten ist. Wir können den Menschen mit einem Baum vergleichen, der viele Äste (gesundheitliche Themen), einen Stamm und Wurzeln hat, der in einer bestimmten Art von Erde wächst (Konstitution) und dessen Probleme sich am Ende seiner Äste zeigen: Blätter fallen ab, es zeigen sich keine Früchte, Zweige vertrocknen usw. Um ihn zu reparieren, würde man Spezialisten aufsuchen, die die äußeren Zeichen beseitigen, indem sie einen Ast abschneiden oder Tinkturen auftragen. Jeder Ast kann andere Probleme zeigen – beim Menschen sind dafür diverse Fachpersonen wie Zahnarzt, Gynäkologe oder Orthopäde zuständig, die sich jeweils um »ihre« Äste kümmern.

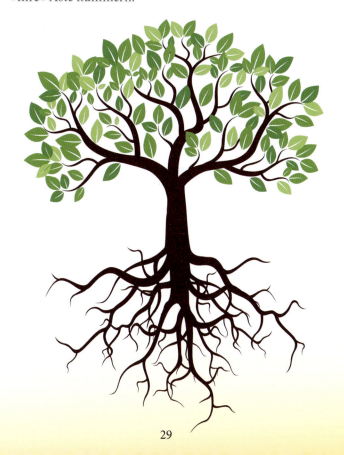

Aloe Vera arbeitet völlig anders: Wir geben sie quasi in unsere Erde, in unsere Wurzeln. Sie arbeitet von innen heraus am Fundament. Ihre stärkende Wirkung zeigt sie erst nach einer Weile im Außen und wenn sie von unserem Körper aufgenommen und ausreichend verarbeitet worden ist, auch im Inneren.

Das Blattmark der Aloe Vera wird aufgrund seiner flüssigen Konsistenz und Zusammensetzung äußerst leicht von unseren Schleimhäuten aufgenommen und verarbeitet. Weder Zähne noch Magen oder Darm müssen bei der Verdauung angestrengt arbeiten. Dadurch ist das Mark ein ideales Grundnahrungsmittel mit hoher Bioverfügbarkeit[5], das wir täglich zu uns nehmen können bzw. sollten. Aloe Vera schenkt uns pure Energie, ohne – wie sonstige Lebensmittel – im Rahmen des Verdauungsprozesses uns selbige wieder ein Stück weit wegzunehmen.

---

5 Bioverfügbarkeit ist eine Messgröße dafür, wie rasch und wie vollständig eine Substanz vom Körper aufgenommen wird und ihm unverändert zur Verfügung steht.

Immungenie Aloe Vera

In vielen traditionellen Heilpflanzen gibt es einzelne wunderbare, gut erforschte und äußerst wertvolle Wirkstoffe, die entscheidend zu unserer Gesundheit beitragen können. Sei es besonders viel Vitamin C hier oder ein hoher Eisengehalt dort – viele Natursubstanzen sind auf bestimmte Einsatzbereiche spezialisiert. Die Acerola-Kirsche ist zum Beispiel berühmt dafür, einen hohen Vitamin-C-Gehalt zu besitzen, während Chia-Samen außerordentlich viele Omega-3-Fettsäuren enthalten – sogar mehr als so mancher Fisch. Weißdorn ist die Herz-Pflanze schlechthin, ebenso wie Arnika uns bei Verletzungen und Traumata zur Seite steht.

Ganz anders die Aloe Vera. Ihre besondere Weisheit liegt der Gesamtkomposition aller Inhaltsstoffe und niemals einzelner Komponenten mit definierten »Wirkungen« zugrunde.
Gerade für Freunde einer ausgewogene Ernährung und einer ganzheitlichen Lebensweise ein Grund, voller Freude zuzugreifen!
Bisher sind menschliche Intelligenz und Forschung nicht ansatzweise dazu in der Lage gewesen, alle Synergien rund um die Ernährung und unsere Stoffwechselprozesse richtig zu entschlüsseln. Was brauchen unsere 60–80 Billionen Zellen wirklich? Welche Substanz wirkt auf welche Weise in Anwesenheit von anderen Stoffen?
Somit bleibt in der heutigen Zeit Supplementierung, also die Gabe bestimmter Nährstoffe zum Beispiel zur Prävention, oft Stückwerk. Ein Herantasten.

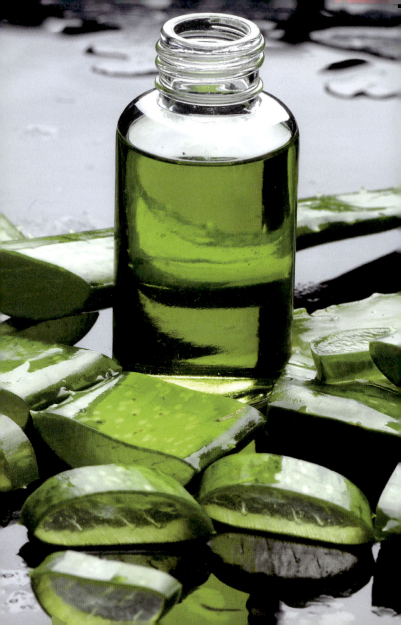

Aloe Vera hingegen liefert uns die Tausende Jahre lang am Menschen erprobte und bezeugte Sicherheit, ein rundum ausgewogenes Kraftpaket in der täglichen Basisernährung zu sein.

Das Aloe-Vera-Gel wurde in den letzten Jahrzehnten gründlich durchleuchtet, analysiert und in seine Einzelteile zerlegt. Was sich von alters her in der Erfahrung gezeigt hat, ist somit längst nach heutigem Standard auch wissenschaftlich nachgewiesen. Wir kennen genau die Stoffe, die das Gel in seinem Inneren in so besonders harmonischer Bezogenheit aufeinander verbirgt.

Neben der Tatsache, dass so gut wie alle Grundbausteine des Lebens im Aloe-Vera-Gel enthalten sind, möchten wir doch zwei Hauptakteure hier besonders erwähnen:

Das Proteoglykan Acemannan: Dieser Mehrfachzucker mit Eiweißkern ist besonders wichtig für unser Immunsystem und gilt für Wissenschaftler als einer der interessantesten Inhaltsstoffe der Aloe Vera. Acemannan fördert die Zellatmung, ist hilfreich für die Darmflora und unterstützt ganz gezielt bestimmte Zellen unserer Immunabwehr.

Bioflavonoide: Die sogenannten sekundären Pflanzenstoffe wie Lignine, Saponine, Anthrachinone, Tannine, Isoflavonoide und auch ätherische Öle erfüllen vielfältige Aufgaben im Körper. Allen voran wegen ihrer antioxidativen und entzündungshemmenden Eigenschaften sind sie echte Geheimwaffen im Kampf gegen freie Radikale und darum essenziell für den effektiven Schutz unserer Zellen und Zellbausteine. Wir können sie daher zur Vorbeugung verschiedenster Erkrankungen und Beschwerden einsetzen.

Es sind vor allem diese wichtigen Stoffe, die wir in synthetisch hergestellten Mikronährstoffen eben nicht finden!

Alle für den Organismus bedeutenden Vitamine, Mineralstoffe, sämtliche Aminosäuren sowie lebenswichtige Enzyme enthält Aloe Vera in Hülle und Fülle – 270 Wirkstoffe sind hochoffiziell in ihrem Gel enthalten (s. S. 38).

Du sollst nur wissen (und möglichst schon verinnerlicht haben): Wenn du das Gel der Aloe Vera trinkst, nimmst du eine so vollendet komponierte Weisheit zu dir, wie sie von Menschenhand nicht hätte geschaffen werden können! Und du unterstützt mit dieser Pflanze in natürlichster Weise genau das, was ursprünglich mit »Immunität« gemeint ist (lat. immunis: unempfindlich, gefeit, frei von): deine ureigene GANZHEIT. Genau so, wie es diese großartige Pflanze uns selbst mitten in der Wüste vorlebt (siehe Kapitel zur Signaturenlehre, S. 14 ff.)!

Exkurs über die heutige Zeitqualität

Wir Leben in einer Zeit der Transformation. Das steht zweifelsfrei fest. Nur: Wann wäre das anders? Ist Veränderung nicht die einzige Konstante im gesamten Universum? Natürlich, so ist es. Gleichzeitig werden die Wenigsten leugnen, dass sich in den letzten Jahrzehnten für uns Menschen die Lebensbedingungen schneller verändert haben (allein technische Erneuerungen wie etwa das Smartphone zeugen davon) und dass die Herausforderungen für uns Menschen noch intensiver geworden sind. Dabei scheint es doch so, als würde die Technik uns das Leben immer leichter machen.

Theoretisch ja. Doch in Wahrheit entlasten wir uns nicht durch die technischen Fortschritte. Wir benutzen sie immer weniger, vielmehr benutzen sie uns. Die Technik hat uns im Griff, während wir energetischen Veränderungen in einer neuen Geschwindigkeit ausgesetzt sind. Kein Wunder, dass wir in einem Zeitalter der Rückbesinnung leben. Die Sehnsucht wächst hin zu Einfachem, Reduziertem und Stillem. Menschen träumen mit einem Mal nicht mehr von höher, schneller und weiter, sondern davon, zu lernen, wie man beispielsweise Obst und Gemüse auf dem eigenen Grund und Boden selber anbauen kann.

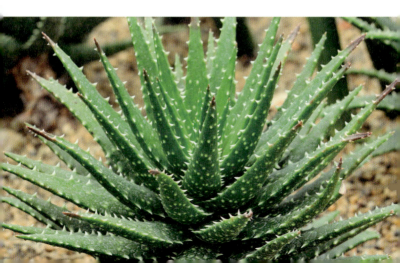

So überrascht es nicht, dass auch die Aloe Vera in den letzten Jahren eine Renaissance in unserem Kulturkreis erlebt hat. Ihre Energie der Stabilität, Erdung und Abgrenzung ist gefragter denn je. Die vorausgegangenen Kapitel dürften deutlich gemacht haben, wieso dem so ist. Wir alle brauchen Zentrierung, Auf- und Ausrichtung, Lebenskraft und Authentizität. Wir tun gut daran, uns wertvolle Nahrung zuzuführen, die unserem Körper dabei hilft, seine natürlichen Funktionen am Laufen zu halten. Lebensfreude erwächst aus Lebenskraft. Und welche Pflanze wäre geeigneter, das alles gebündelt dem menschlichen Körper anzubieten, als die Aloe Vera?

Das haben nicht nur wir erkannt. Schaut man sich auf dem Markt um, so stellt man fest: kein Biomarkt ohne Aloe Vera mehr. Kaum ein Kosmetiktiegel, auf dem nicht angepriesen wird, dass die Creme Aloe Vera enthält. So wunderbar es ist, dass diese Pflanze immer mehr in das Bewusstsein der Menschen und in ihre Haushalte zurückfindet, so viel Achtsamkeit und Vorsicht sind auch gefragt. Denn wo sich zeigt, dass mit etwas Geld zu verdienen ist, sind die gierigen Profiteure nicht weit. Darum empfehlen wir dringend, das Abschlusskapitel mit den Verbraucherhinweisen zu lesen (s. S. 75 ff.), damit du weißt, worauf du achten musst, wenn du Qualität und nicht nur die Worte »Aloe Vera« für dich nutzen möchtest.

Nichts ist wertvoller als das Echte. In einer Zeit, in der Menschen als Quelle ihres Wissens »Google« benennen und sich gebildeter denn je wähnen dank Pseudowissen aus dem Internet, sind echte Experten eine wahre Wohltat. Und wenn es um Gesundheitsprävention und Schönheitspflege geht, gibt es wohl kaum eine bessere, echtere und verlässlichere Expertin als unsere Aloe Vera.

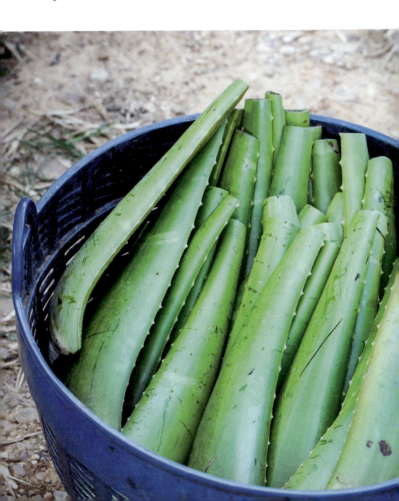

Wunder

In Summe so viel mehr!

»Das, was aus Bestandteilen so zusammengesetzt ist, dass es ein einheitliches Ganzes bildet – nicht nach Art eines Haufens, sondern wie eine Silbe –, das ist offenbar mehr als bloß die Summe seiner Bestandteile. Eine Silbe ist nicht die Summe ihrer Laute: Ba ist nicht dasselbe wie b plus a, und Fleisch ist nicht dasselbe wie Feuer plus Erde.«

Dieses Zitat aus Metaphysik VII von Aristoteles, bekannter in seiner verkürzten Form (»Das Ganze ist mehr als die Summe seiner Teile.«), trifft unzweifelhaft auch auf die Aloe Vera zu. Dr. Susanne Schwemmlein, Ärztin und langjährige Aloe-Vera-Kennerin aus München, formuliert das so:

Bis jetzt wurden mindestens 270 wichtige Inhaltsstoffe in dem Blattinneren der Aloe-Vera-Blätter gefunden. Manche Experten sprechen sogar von 300 bis 400 lebenswichtigen Inhaltsstoffen. Die Forscher sind sich so weit einig, dass kein einzelner der Inhaltsstoffe für die heilende Wirkung der Aloe Vera zuständig ist, sondern dass es sich hier um einen synergistischen Effekt von allen Inhaltsstoffen handelt. Und das ist das wirklich Besondere an der Aloe Vera: Sie vereint all diese kostbaren Inhaltsstoffe in perfekter Abstimmung zueinander und ermöglicht damit unserem Körper eine Versorgung mit diesen lebenswichtigen Substanzen, die weit über die Zufuhr von Einzel-»Wirkstoffen« hinausgeht!

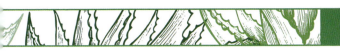

Natürlich könnte man nun alle wunderbaren Wirkstoffe auflisten, die das Gel der Aloe Vera enthält: zahlreiche Enzyme, essenzielle und nicht essenzielle Aminosäuren, Mono- und Polysaccharide, Vitamine (Pro-Vitamin A, B1, B2, B6, B12, Vitamin C und Vitamin E), Mineralstoffe und Spurenelemente (Magnesium, Kalzium, Zink, Kupfer, Eisen, Mangan, Selen, Natrium. Chrom und auch Kalium) sowie sogenannte sekundäre Pflanzenstoffe wie ätherische Öle, Tannine u.v.m.

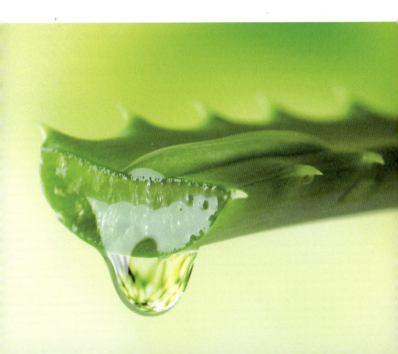

Und so beeindruckend diese lange Liste von lebensnotwendigen Inhaltsstoffen auch wirken mag, so gilt es darüber hinaus eben auch zu bedenken, dass es sich bei der Aloe um ein Lebewesen handelt. Als Pflanze hat sie ihren ganz eigenen Spirit, den man an ihrer Signatur (vgl. S. 14 ff.) ganz wunderbar erkennen kann. Es wirken nie nur einzelne Bestandteile. Das wird alleine dadurch deutlich, dass all diese Wirkstoffe erst dann im Gel zur vollen Kraft heranreifen können, wenn die Aloe Vera drei bis vier Jahre unter freiem Himmel an mindestens 360 Tagen im Jahr dem Licht der Sonne ausgesetzt waren. Wer reines, unter idealen Bedingungen gewachsenes Aloe-Vera-Gel trinkt, führt sich damit über 1000 Tage Sonne zu. Was dies an Energie für den eigenen Körper und das eigene Gemüt bedeutet, kann man in Worten kaum ausdrücken. Dazu kommt, dass dieses Gel als Hauptbestandteil Wasser hat, pure Feuchtigkeit. Wir Menschen bestehen auch zum größten Teil aus Wasser. So bietet uns die Aloe Vera all das, was für uns und ein erfülltes Leben notwendig ist: lebendiges Wasser und Nährstoffe für den Körper sowie Licht für den Energiekörper.

Was für eine Kombination, um Gesundheit und Lebensfreude zu fördern!

Kosmopolitin seit über 5000 Jahren

Blickt man sich im modernen Supermarkt um, so wird man Produkte aus aller Herren Länder dort entdecken. Es ist für uns völlig normal, bei Obst und Gemüse Avocado, Papaya und sogar die Drachenfrucht zur Auswahl zu haben. Wir essen Spaghetti, Frühlingsrollen und Kebap und schätzen Wein aus Chile, Südafrika oder Neuseeland. Der internationale Handel macht es möglich. Und wenn wir zu faul sind, um das Haus zu verlassen, kommt alles mit ein paar Mausklicks direkt an unsere Tür, indem wir uns die Waren liefern lassen.

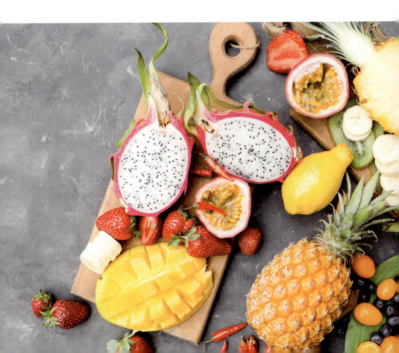

Das war vor 100 Jahren noch völlig anders, vor über 5000 Jahren erst recht. Wenn es eine Pflanze zu dieser Zeit, in der die Transportwege lang und anstrengend waren, schaffte, rund um die Welt ein begehrtes Produkt zu sein, musste sie schon einiges zu bieten haben. So wie unsere geliebte und geschätzte Aloe Vera.

Die ältesten Beweise für ihre Beliebtheit finden sich im alten Ägypten, also vor knapp 6000 Jahren. Viele wissen, dass Kleopatra in Eselsmilch badete. Aber nicht nur das unterstützte ihre Schönheit von außen. Man weiß auch, dass sowohl sie als auch Nofretete die Wirkung des Aloe-Saftes für sich nutzten, um sich zu verwöhnen und die Haut sowie die Augen zu pflegen. Aloe Vera war nämlich bereits damals ein Symbol für Schönheit und Unvergänglichkeit. Die Mayas priesen sie später auch als »Quelle der Jugend«. Von den Ägyptern selber wurde sie »Pflanze der Unsterblichkeit« genannt. In eine ähnliche Richtung dachte man wohl zu Zeiten Jesu, denn in der Bibel wird erzählt, dass sie benutzt wurde, um den Leichnam Jesu einzubalsamieren (Vgl. Johannes 19,39). »Aloe, allerbester Balsam« findet sich ebenso im Hohelied (4,14), und im Psalm 45,9 wird davon berichtet, dass das Gewand des Königs bei seiner Hochzeit nach »Myrrhe, Aloe und Kassia« duftete.

Wurde von den einen der Aspekt der Körper- bzw. Schönheitspflege dieser einmaligen Pflanze wertgeschätzt, so wurde sie von anderen in der Heilkunde hoch geachtet. Letzterer Anwendungsbereich ist vor allem, auch heute noch, in asiatischen Ländern zu finden. Noch heute ist Aloe Vera ein Element der TCM, also der Traditionellen Chinesischen Medizin. Hippokrates, der Namensgeber des hippokratischen Eides, den Ärzte ablegen und mit dem sie sich ethischen Prinzipien ihres Berufs verpflichten, war von ihr begeistert, und auch von Hildegard von Bingen ist bekannt, dass sie sich für die Verwendung von Aloe Vera aussprach. Für die Pflege der Verletzungen seiner Soldaten soll Alexander der Große sie stets auf seinen Feldzügen mitgeführt haben, und auch Christoph Kolumbus bewies eine ähnliche Weitsicht, indem er auf seinen Reisen Töpfe mit Aloe Vera transportierte.

Wie man sehen kann, hat das LebensPowerWunder Aloe Vera schon vor vielen Tausend Jahren seine Reise um den gesamten Globus angetreten. Qualität spricht eben für sich, und mit dem, was sie für den Menschen bewirken kann, war und ist sie für sich selbst die beste Werbung.

Hierzu ein kleines Beispiel aus der Praxis: Eine Aloe-Vera-Gel-Verkäuferin berichtete neulich, dass sie sich mit einer Heilerin getroffen habe, um dieser die alte Heilpflanze näherzubringen. Liebevoll-mütterlich nahm diese die Aloe-Vera-Freundin zur Seite und sagte zu ihr: »Schau mal, Aloe Vera ist doch ein alter Hut. Du solltest dich lieber nach etwas umsehen, was gerade ›in‹ ist.« Diese Geschichte kann einen Kenner dieser Pflanze nur zum Schmunzeln bringen. Denn wie könnte etwas, was seit Jahrtausenden seine wundervolle Wirkung auf den Körper unter Beweis stellt, immer wieder aufs Neue, jemals aus der Mode kommen? Im Gegenteil! Gerade jetzt ist eine Zeit, in der sich die Aloe Vera offenkundig ihren Weg zurück ins Bewusstsein der Menschen bahnt!

In einer Zeit, in der das Unechte die Menschen blendet, ein Hype den anderen jagt und Trends sich so schnell abwechseln, dass man gar nicht mehr hinterherkommt, ist es Balsam für Körper und Seele, auf Altbewährtes zu vertrauen und es für sich zu nutzen. Das kann man überall in der Gesellschaft sehen, wenn man sich nur einmal umblickt. Nach »Höher, schneller, weiter!« breitet sich zunehmend eine Sehnsucht nach dem Ursprünglichen, Langsamen und Authentischen aus. Stadtmenschen interessieren sich mit einem Mal wieder dafür, wie man selber Gemüse anbaut. Viele Jugendliche haben immer weniger Lust, dem hektischen Treiben der Mühlen zu folgen, und sie setzen sich zur Wehr, indem sie die »Generation Chiller« bilden, die auf Karrieredruck pfeift. Die Aloe Vera weiß, wie man widrigen Umständen trotzt und wie man auch in der Hitze des Gefechts »einen klaren inneren Kern« bewahrt, und sie hat alles, was es braucht, um uns moderne Menschen gesund durch den Alltag zu bringen. Wie wertvoll ihre Inhaltsstoffe, sofern die Pflanze lange genug dem Sonnenlicht ausgesetzt war, für uns sind, kann man auch anhand der überlieferten Weisheit Gandhis erkennen. So soll er einst in einem Brief geschrieben haben, dass er sein langes Fasten deshalb so gut überstanden habe, weil er einen unerschütterlichen Glauben an Gott, eine einfache Lebensweise und die Aloe gehabt habe, deren wohltuende Wirkungsweise er bei seiner Ankunft in Südafrika Ende des 19. Jahrhunderts kennengelernt habe.

Eine Pflanze, die seit Tausenden von Jahren die Menschen nährt, pflegt und sie dabei unterstützt, ihre Gesundheit und Schönheit zu bewahren, kann niemals »out« sein. Sie ist genau das, was wir Menschen brauchen, mehr denn je.

Aloe im Alltag

Speis und Trank

Bei allen Rezepten kannst du entweder Milch oder Pflanzenmilch, zum Beispiel ungesüßte Kokosnussmilch, Reismilch, ungesüßte Mandelmilch oder ungesüßte Sojamilch, verwenden.

Speis

Aloe-Vera-Gel kann man natürlich trinken, aber auch sehr gut in der Küche verwenden, um Speisen verschiedenster Art zuzubereiten. Dabei ist verstärkt darauf zu achten, Gel zu verwenden und nicht etwa Saft (der ohnehin meist nur verwässert zu bekommen ist, siehe dazu auch das Kapitel »Der Wissens-Wert«, S. 75 ff.).

Ein Traum von Käse!

ZUTATEN
- 150 ml Aloe-Vera-Gel
- 3 reife Birnen
- 1 Becher fettarmer Frischkäse
- 1 Handvoll Crushed Ice

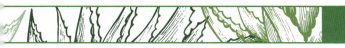

ZUBEREITUNG

Die Birnen schälen und mit einem Stabmixer pürieren. Dann alle Zutaten in eine Schale geben und gut vermengen. Im Anschluss kannst du die Creme gut als Brotaufstrich verwenden und genießen!

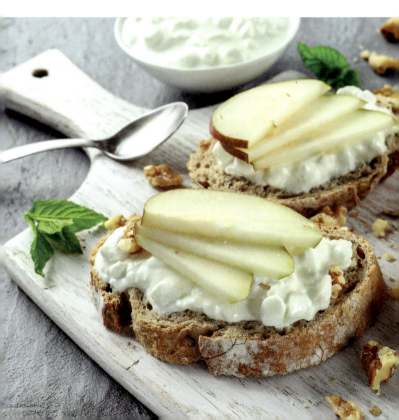

Salatdressing mit Aloe Vera

ZUTATEN
- 2 EL Essig
- 2 EL Aloe-Vera-Gel
- 2 EL Gemüsebrühe
- 1 TL Honig
- 4 EL Öl
- 1 fein gehackte Zwiebel
- 1 Prise Pfeffer
- 1 Prise Salz
- 1 Msp. Senf

ZUBEREITUNG
Alle Zutaten in ein geeignetes Gefäß geben und gut vermischen.

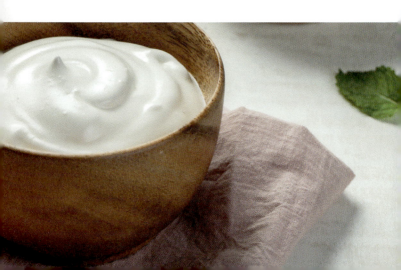

Aloe-Vera-Joghurt-Genuss

ZUTATEN
- 250 g Naturjoghurt
- 100 ml Aloe-Vera-Gel
- 1 Becher geschlagene Sahne
- 2 EL Honig

ZUBEREITUNG
Alles nacheinander in eine Schale geben und gut verrühren.

Erdbeeren für Leckermäuler

ZUTATEN
- 250 g Quark
- 3 EL Honig
- 4 cl Aloe-Vera-Gel mit Cranberrysaft und Apfelsaft
- ODER: 3 cl Aloe-Vera-Gel pur und 1 cl Cranberrysaft und 1 Spritzer Apfelsaft
- Mark von ½ Vanilleschote
- 4–5 frische Erdbeeren
- Milch

ZUBEREITUNG
Alles in eine Schale geben und vorsichtig vermengen. So viel Milch hinzugeben, wie es braucht, um alles glatt zu rühren.

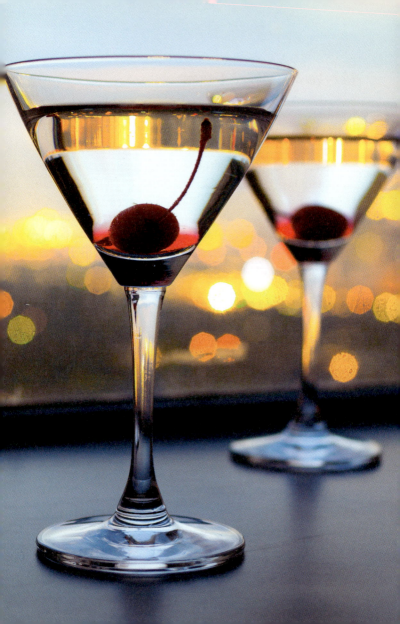

Trank – Cocktails
Ein Cocktail hat etwas Luxuriöses, sei es durch die gedankliche Verbindung mit schönen Abenden oder auch die Vorstellung, entspannt am Pool zu liegen, während man einen in der Hand hält und ihn genüsslich schlürft. Dabei tut man sich mit Alkohol rein gesundheitlich betrachtet nun wirklich keinen Gefallen – mit hochprozentigem Alkohol schon gar nicht. Und der ist ja in den meisten Cocktails enthalten. Auch wer schön sein bzw. schön sein bleiben möchte, lässt lieber die Finger vom Alkohol. Er stimuliert die Bildung freier Radikale, und die sorgen u. a. dafür, dass unsere Haut schneller altert. Zudem übersäuert unser Körper durch diesen zweifelhaften Genuss.

Umso schöner, dass wir dir hier gesunde bzw. bekömmlichere Alternativen anbieten können, die dazu noch wunderbar schmecken und dir mindestens einen ebenso luxuriösen Flair in dein Leben zaubern wie die zellschädlichen alkoholischen Varianten.

Green Sunshine

ZUTATEN
  3 cl Aloe-Vera-Gel
  1 unbehandelte Limette
  1 unbehandelte Orange
  Crushed Ice
  Maracujasaft
  Blue-Curaçao-Sirup (alkoholfrei)

ZUBEREITUNG
  Die Orange achteln. Eine halbe Limette und 3–4 Stücke der Orange in ein Glas geben und mit dem Stößel zerdrücken. Dazu 3 cl Aloe-Vera-Gel. Das Glas mit Crushed Ice und Maracujasaft auffüllen. Zum Schluss einen Schuss Blue-Curaçao-Sirup darüber geben. Den Rest der Limette und der Orange nach Lust und Laune zum Dekorieren verwenden (oder so genießen).

Aloe Sunrise

ZUTATEN
  3–4 cl Aloe-Vera-Gel
  Zitronensaft
  Crushed Ice
  Orangensaft
  Grenadine (Sirup, alkoholfrei)

ZUBEREITUNG

3–4 cl Aloe-Vera-Gel und einen Schuss Zitronensaft in ein Glas mit Crushed Ice füllen und mit Orangensaft aufgießen. Das Ganze verrühren und einen Schuss Grenadine dazugeben.

Wer will, kann natürlich auch einen Schuss Rum dazugeben. Aber wer will das schon? ☺

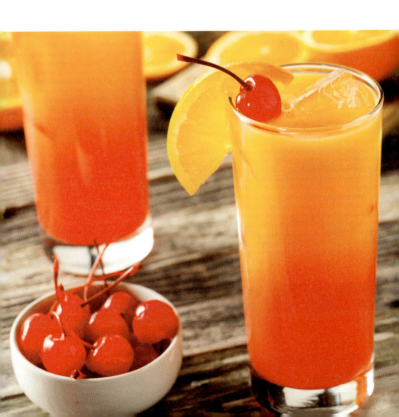

Engel Colada

ZUTATEN
   1 Portionslöffel Proteinshake, Vanillegeschmack
   240 ml ungesüßte Mandelmilch
   ½ TL Kokosnussextrakt
   115 g (griechischer) Vanillejoghurt
   1 EL Aloe-Vera-Gel
   Eiswürfel

ZUBEREITUNG
   Dieser leichte und himmlisch schmackhafte Shake hilft, Heißhungerattacken zu bekämpfen. Alle Zutaten 20–30 Sekunden lang im Mixer vermischen und sofort verzehren.

Tonic Aloe

ZUTATEN
   4 cl Aloe-Vera-Gel
   1 Glas Mineralwasser
   1 Spritzer Zitrone

ZUBEREITUNG
   Alle Zutaten in ein Glas geben und verrühren.

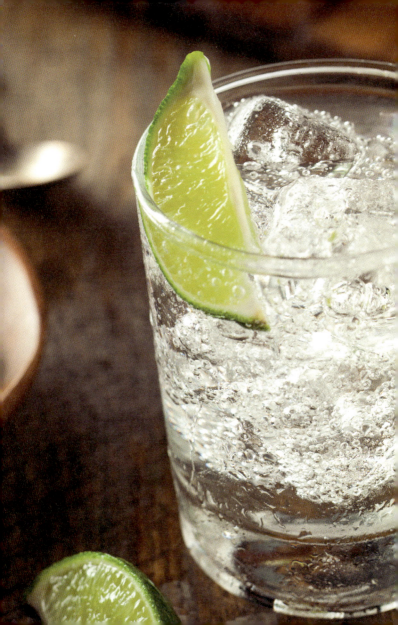

Aloe Mojito (ein Traum!)

ZUTATEN
    3–5 cl Aloe-Vera-Gel
    1 Limette
    2 frische Minzezweige
    ca. 1 TL Rohrzucker
    Ginger Ale
    Crushed Ice

ZUBEREITUNG
Die Limette in 8 Spalten schneiden und 6 Spalten davon in ein Cocktailglas geben. Darauf ca. 1 TL Rohrzucker (je feiner, umso besser löst er sich auf) streuen und die Minzezweige hinzufügen. Alles mit einer Gabel oder einem Stößel zerdrücken. Anschließend das Aloe-Vera-Gel darübergeben. Nun das Glas mit Eis und Ginger Ale auffüllen. Umrühren und fertig ist der wunderbare Mojito-Genuss ohne Kater am nächsten Morgen! Mit den beiden restlichen Limettenspalten den Cocktail garnieren.
Dieser Cocktail begeistert sogar die Liebhaber des »echten« Mojito!

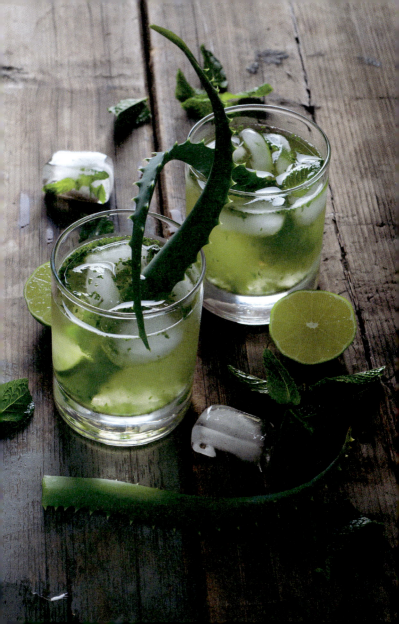

Punsch mit Aloe-Blütentee

ZUTATEN
1 Liter Aloe-Blütentee
¾ Liter Johannisbeer- oder Traubensaft
2 unbehandelte Orangen
1 Nelke
1 Sternanis
nach Geschmack: Chiliflocken, Süßungsmittel

ZUBEREITUNG
Den Tee nach Packungsanleitung zubereiten. Die Orangen schälen und anschließend auspressen. Den Johannisbeer- oder Traubensaft gemeinsam mit der Schale und dem Saft der Orangen in einem Topf erhitzen, aber nicht kochen. Dann Nelke, Sternanis und ggf. die Chiliflocken dazugeben und 10 Minuten bei niedriger Temperatur mit geschlossenem Deckel ziehen lassen. Die Gewürze entfernen bzw. absieben. Nun den Tee hinzugeben und je nach Geschmack ggf. süßen.

Wir wünschen bei allen Getränken ein wunderbares Genusserlebnis! Und wer selber experimentieren möchte: Der Fantasie sind keine Grenzen gesetzt!
Wenn du dich nun fragst, wo du in der Küche Aloe-Vera-Gel sonst noch nutzen könntest, dann denk einfach daran, dass Aloe Vera überall da eingesetzt werden kann, wo du Gemüse verwendest. Immerhin ist dieses Liliengewächs ja mit Spargel und Knoblauch eng verwandt!

Aloe Vera zur Körperreinigung

In dem vorherigen Kapitel haben wir dir einige Möglichkeiten gezeigt, wie du die Aloe Vera in der Küche einsetzen kannst. Doch das war noch nicht alles. Einen weiteren sehr wichtigen Aspekt möchten wir dir noch mit auf den Weg geben: Aloe ist deine beste Unterstützung überhaupt bei einer Körperreinigungskur! Sei es, wenn du Gewicht verlieren möchtest oder wenn du einfach nur deinem Körper einmal Gelegenheit geben willst, sich zu erholen und Pause zu machen im täglichen Hochbetrieb. Immerhin empfiehlt die WHO als beste Gesundheitsvorsorge drei bis vier Mal im Jahr intermittierend zu fasten, also 7–14 Tage lang anders zu essen, zu trinken und anders als sonst auf dich achtzugeben. Und genau das kannst du ganz wunderbar mit unserer nährstoffreichen Wüstenpflanze begleiten.

Aber warum leistet hier die Aloe Vera als Lebensmittel erwiesenermaßen so gute Dienste und bewahrt dich davor, dass du eben KEINE Diät mit ihren bekannten Folgen und Jo-Jo-Effekt machst?

Essen – was ist das genau?

Wenn wir an »essen« denken, meinen wir meistens: Lebensmittel kaufen, zubereiten, zerkauen, schlucken – und dann haben wir gegessen. Im Inneren unseres Körpers sieht das jedoch ganz anders aus. Denn wenn die Speisen in unserem Magen ankommen, haben wir noch nicht wirklich gegessen, sondern dann fängt die eigentliche Ernährung erst an!

Was in uns braucht eigentlich das Essen?

Wir nehmen Nahrung zu uns, um unsere Körperzellen zu »füttern« – mit Nährstoffen, Vitaminen, Mineralien, Spurenelementen, Eiweißen, Enzymen. Wie der Mensch im Ganzen muss auch jede einzelne Zelle zwei Dinge tun: essen und ausscheiden. Das nennt man Stoffwechsel – Stoffe wechseln den Ort!

Unser Darm hat die Aufgabe, aus dem angebotenen Essen genau das herauszufiltern, was die verschiedenen Zellen brauchen – um Energie zu produzieren, um ihre alltägliche Arbeit gut zu erledigen. Über das Blut gelangen die Nährstoffe in die Zellen. Auf dem gleichen Weg – über Blut und Lymphe – werden auch die späteren Abfallprodukte der Zelle wieder ausgeschieden. Wenn wir auf einer der beiden Seiten Defizite haben, wird die Zelle schwach und arbeitet nicht mehr richtig. Eine merkbare Verschlechterung des Befindens ist irgendwann die Folge.

Bei einer klassischen einseitigen »Diät« liegt genau hier eines der Hauptprobleme: Die Zellen werden ungenügend ernährt, haben weniger Energie, hungern dadurch und arbeiten nicht mehr gut, sodass der gesamte Stoffwechsel auf Sparflamme läuft. Es ist keine Kraft da, um Fette zu verbrennen oder Reinigungsmaßnahmen durchzuführen.

Superfood Aloe Vera?
Wie du bereits weißt, ist das Gel der Aloe-Vera-Pflanze unglaublich nährstoffreich. So gut wie alles, was unser Körper braucht, liegt in einer ausgewogenen Komposition in der Pflanze vor. Viele schwefelhaltige Aminosäuren sorgen zudem für eine wunderbare Unterstützung der Zellen bei allen Reinigungstätigkeiten. In ihr finden wir also alle Bestandteile, um unseren Stoffwechsel perfekt zu unterstützen – unabhängig von anderen Ernährungsbausteinen!

Diese besondere Pflanze, die bekannt ist für ihre pflegenden, nährenden sowie regenerierenden Eigenschaften für die Haut von außen, schenkt all das auch unseren Schleimhäuten im Inneren. Unser Darm wird gepflegt, genährt und bei seinen Ausscheidungen unterstützt – arbeitet also auch besser! Damit ist die Grundlage für ein erfolgreiches neues Ernährungs- und Bewegungsmuster gegeben und damit für ein langfristig gesundes Wohlfühlgewicht.

Du darfst in dieser Zeit der Reinigung völlig sorglos Aloe-Vera-Gel einen großen Platz in deiner Ernährung einräumen und zwei bis drei Mal täglich insgesamt 250–400ml davon langsam trinken, oder besser noch: kauen.[6]

Wenn Aloe Vera als hochwertiges Gemüse ein wesentlicher Teil der täglichen Nahrung ist, sind unsere Zellen trotz verminderter anderweitiger Nahrungszufuhr während einer Kur voll arbeitsfähig, energiegeladen und zufrieden! Und das erklärt, warum so viele Menschen, die mit Aloe Vera ein oder zwei Wochen lang ihren Körper reinigen, wider Erwarten selten müde oder kraftlos sind, sondern ganz im Gegenteil! Der Schlaf ist ruhiger, die Haut straffer und strahlender, das Energielevel steigt und überflüssige Pfunde schmelzen durch den wieder besser arbeitenden Stoffwechsel dahin.

---

[6] Du kannst auf dem Markt auch komplette Reinigungsprogramme finden, die sich bereits die Weisheit der Aloe Vera zunutze machen!

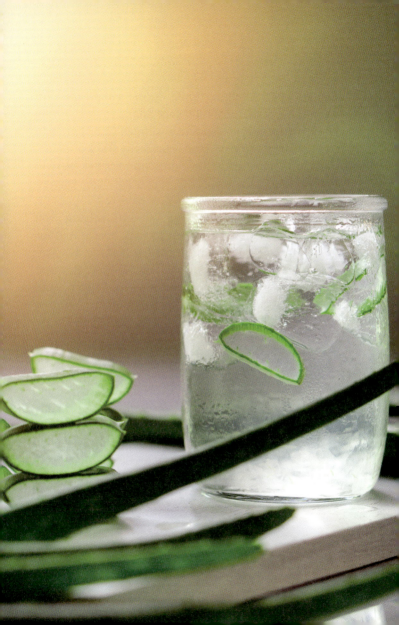

Aloe für die Seele

Wie bereits oben erwähnt, führst du deinem Körper mit Aloe-Vera-Gel mindestens 1000 Tage Sonne zu. Durch ihre lange Wachstumszeit in sonnenverwöhnten Gebieten kann die Pflanze Licht in einem Maße speichern wie kaum eine andere, zumal ihre Inhaltsstoffe durch ihre Schale perfekt geschützt sind.

Forscher haben hinlänglich den Zusammenhang von Stimmung und Licht erforscht. Licht, das über das Auge aufgenommen wird, hemmt die Melatoninbildung. Dieses Hormon steuert unseren Tages- und Nachtrhythmus. Halten wir uns zu viel im Dunklen auf, zum Beispiel saisonbedingt, schütten wir mehr Melatonin aus, und das kann zur sogenannten »Winterdepression« führen, die du vielleicht auch von dir selber kennst. Diese hat natürlich nichts mit der Krankheit »Depression« zu tun, wird aber so genannt, weil der Volksmund das Wort »Depression« einfach etwas großzügiger verwendet als die Medizin. Jedenfalls gibt es aufgrund dessen, dass wir wissen, wie wichtig und wertvoll genug Licht für uns ist, auch sogenannte Lichttherapien.

Niemand zweifelt also an, dass Licht für unser Wohlbefinden sehr bedeutsam ist. Auch unsere Vitamin-D-Produktion ist stark davon abhängig, wie viele Lichtstrahlen unsere Haut erreichen. Daher ist unsere moderne Lebensweise, bei der wir viel Zeit in geschlossenen Räumen verbringen, nicht optimal, um uns genug mit echtem Sonnenlicht zu versorgen.

Selbstverständlich kann man die Wirkung der Sonne auf unser Gehirn und unsere Haut nicht durch etwas Künstliches ersetzen. Es ist allerdings naheliegend, die gespeicherte Sonne im Gel der Aloe-Vera-Pflanze für uns zu nutzen. So berichten Menschen, die dazu in der Lage sind, Auren wahrzunehmen, dass sie bei anderen Menschen deutliche, positive Veränderungen sehen könnten, nachdem diese Aloe-Vera-Gel in hervorragender Qualität zu sich genommen hatten. Dies mag in einen Bereich des Lebens fallen, der nicht allen Menschen zugänglich oder einleuchtend ist. Wenn wir aber erst einmal akzeptieren können, dass alles in diesem Universum bekanntlich Energie ist, ist es absolut logisch, dass auch alles, was wir unserem Körper zuführend, dafür sorgt, dass sich unser eigenes Energiefeld zwangsläufig verändert.

Statt degenerative, tote Nahrung im Überfluss zu uns zu nehmen, sollten wir es Gandhi gleichtun und immer mal wieder ein paar Tage fasten und uns von Wasser und Aloe-Vera-Gel ernähren. Das tut unserem Körper ebenso gut wie auch unserem Gemüt.

Aloe in der Handtasche

So schön es auch wäre: Eine Aloe-Vera-Pflanze in der eigenen Handtasche für alle Fälle spazieren zu tragen, scheint ebenso unrealistisch wie auch unpraktikabel zu sein. Dennoch sollte das Gel der Aloe Vera in keiner Handtasche fehlen! Dafür gibt es viele gute Gründe. Der griffbereite, gelegentliche Frische- und Feuchtigkeitskick für die Haut ist dabei nur eine der wunderbaren Einsatzmöglichkeiten.

Wenn du Kinder hast, wirst du dich immer wieder freuen, das Gel in deiner Handtasche zu haben. Sei es, wenn dein kleiner Schatz einer heißen Stelle zu nahe gekommen oder wenn er auf dem Spielplatz beulenverdächtig hingefallen ist: Du nimmst dann einfach eine entsprechende Menge Gel und verteilst es auf der betroffenen Stelle auf der Haut. Es wird meist als angenehm kühlend empfunden, und für den Betroffenen, in diesem Fall dein Kind, fühlt sich die Verletzung rasch besser an.

Auch beim Sport wirst du immer wieder für das Aloe-Vera-Gel als ständigen Begleiter dankbar sein! Ob du dich irgendwo stößt, umknickst oder dir Hautstellen aufreibst:

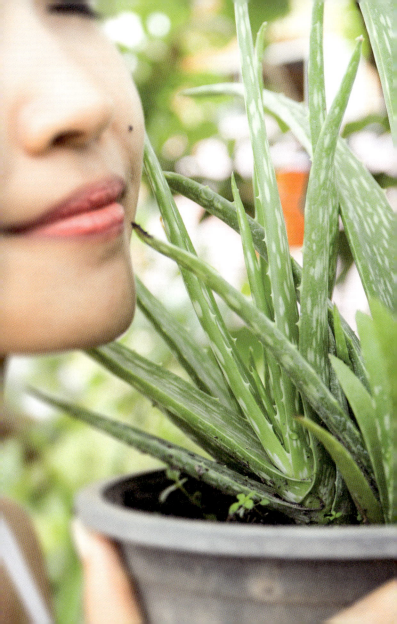

Trage eine walnussgroße Portion oder mehr auf die betroffene Stelle auf, und beobachte, wie begierig deine Haut es aufsaugt.

Denk an Alexander den Großen, der die Aloe Vera ebenso zur Förderung der Wundheilung mit sich führte. Wenn man sieht, wie rasch die Pflanze ihre eigenen Schnittstellen verschließt (wenn man beispielsweise mit dem Messer ein Blatt abschneidet), liegt die Annahme nahe, dass sie dem Menschen mit ihren Wirkstoffen dabei gleichermaßen unter die Arme greifen kann.

Und auch im Sommer (oder im sonnenreichen Urlaub), wenn du deine Haut zu lange der sengenden Hitze ausgesetzt hast, kannst du froh sein, wenn du nur in deine Tasche greifen musst, um ein Aloe-Vera-Gel anstelle einer künstlichen After-Sun-Lotion mit viel geringerer Wirkung zum Vorschein zu holen. Das Gel beruhigt die Haut und hat eine angenehm kühlende Wirkung.

Beauty Queen Aloe Vera

Die Eingabe von »Creme Aloe Vera« in einer Suchmaschine im Internet ergibt ca. 709.000 Ergebnisse – ohne Zweifel ist die Anwendung der Aloe Vera als Hautpflegesubstanz die bekannteste und am weitesten verbreitete! Kaum jemand dürfte noch nie ein Produkt »mit Aloe Vera« erworben haben. Meistens im – wenn auch nur latenten – Wissen, dass das sicher etwas Gutes ist. Nach zu viel Sonne, kleinen Rempeleien, bei Missgeschicken in der Küche – man kennt sie überall! Und im Anti-Aging-Bereich ist sie ganz klar die Königin. Wir erinnern uns: Altern ist vor allem Vertrocknen!

Unsere Haut liebt das Gel! Von innen und von außen übrigens! Wir haben immerhin durchschnittlich ca. $2m^2$ Haut mit einem Gewicht von etwa 14 kg täglich zu versorgen. Sie ist unser größtes Organ! Deswegen sei an dieser Stelle nochmals darauf hingewiesen: Selbst einfaches, regelmäßiges Trinken von Aloe-Vera-Gel sorgt dafür, dass die äußere Haut besser befeuchtet, straffer und gleichmäßiger durchblutet ist und kann so manche Bodylotion völlig überflüssig machen. Zu leicht vergessen wir folgenden Aspekt im Bereich »Schönheit und Ästhetik«: Wie innen so außen – wie die Nahrung, so die Haut!

Wie wirkt eigentlich Aloe Vera auf der Haut?
1984 konnte der texanische Physiologieprofessor Dr. Ivan E. Danhof den Nachweis erbringen, dass die Aloe Vera dank ihrer vielen Polysaccharide die Kollagenproduktion der Fibroblasten (darauf spezialisierte Zellen) um das Sechs- bis Achtfache steigert, also wesentlich die Elastizität der Haut beeinflusst. Ferner konnte nachgewiesen werden, dass das Gel drei bis vier Mal schneller in die tiefen Hautschichten eindringt als pures Wasser und diese Schichten damit sehr rasch mit Feuchtigkeit versorgt.

Es gibt unzählige Kosmetikprodukte mit dem Label »mit Aloe Vera« auf dem Markt, aber nur sehr wenige, die das Gel als Hauptinhaltsstoff auf der Produktkennzeichnung an erster oder zweiter Stelle tragen. In diesen Fällen ist Aloe Vera oft nur in Spuren enthalten und wurde aus wiederaufemulgiertem Trockenextrakt o. ä. hergestellt. Wie oft finden wir auf der Vorderseite einer Aloe-Körpermilch die Angaben »reines Gel« oder sogar »100 % reines Aloe-Gel«, während wir auf der Rückseite der Verpackung erst nach Wasser, Glyzerin, zahlreichen Ölen und Füllstoffen und schließlich direkt nach dem Parfüm die »Aloe« entdecken. Dir ist vermutlich längst klar, dass ein Produkt ohne einen mindestens 30- oder 40%-igen Anteil Aloe den Namenszusatz »Aloe« eigentlich nicht verdient.

Angenommen, du hast eine schöne Aloe-Vera-Pflanze, vielleicht auch ein frisches Blatt auf dem Markt oder im Bioladen gekauft oder – am besten – das Aloe-Vera-Gel deines Vertrauens gefunden (s. S. 75 ff.).

Dann kannst du allein damit bereits sehr kreativ sein und deine Haut vielfältig pflegen!

Beginne am besten schon morgens damit, deinem Zahnfleisch ab und zu durch eine kleine Gelmassage liebevoll Hallo zu sagen, bevor du unter die Dusche steigst. Dort benutzt du zur Entfernung der lästigen toten Hornhaut dein selbst gemachtes Aloe-Salz-Peeling:

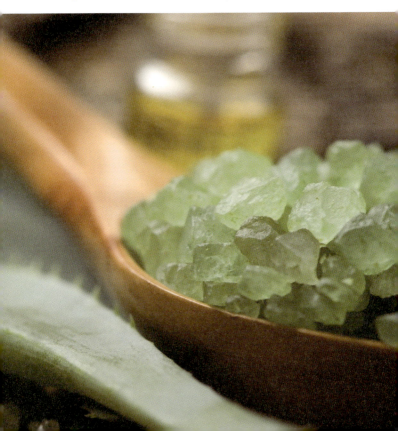

Aloe-Salz-Peeling

Mische hierfür einfach Meersalz mit etwas Aloe-Gel, du kannst auch noch Honig dazugeben, und reibe dich dann sorgfältig und mit kreisförmigen Bewegungen damit ab. Es wird eine wunderbar feine und gleichzeitig aber befeuchtete Haut zum Vorschein kommen!

Befeuchtendes Körperöl

Anschließend kannst du dein Gel mit einem feinen, neutralen Trägeröl (wie etwa Mandel-, Aprikosenkern- oder Jojobaöl) verbinden und als Körperpflege nutzen. Du kannst auch einen Tropfen biologisches ätherisches Öl wie etwa Rose dazugeben, wenn du dazu einen Duft genießen magst.

Schnell-fit-Gesichtsmaske

Schon 18:30 und du musst gleich noch ins Theater? Und du würdest viel lieber ins Bett gehen, so wie du aussiehst? Kein Problem. Nimm dein Aloe-Gel pur oder mit einem Serum deiner Wahl gemischt, und trage es messerrückendick auf deinem Gesicht auf. Während du die Maske 15 Minuten lang einziehen lässt, kannst du deine Augen noch durch mit Aloe-Vera-Trinkgel benetzte Wattebäusche verwöhnen – und wirst wunderbar strahlen an diesem Abend!

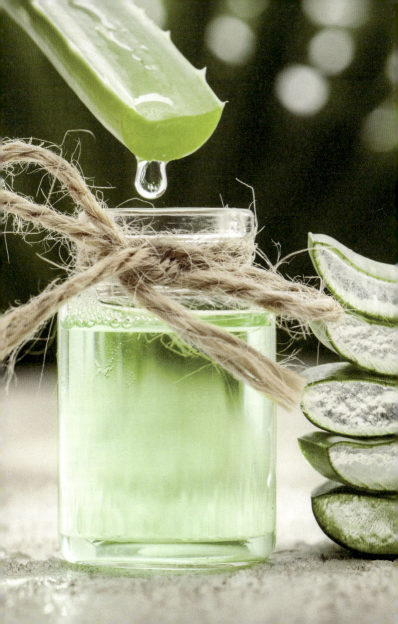

Lippen-Spezialpflege

Ein guter Honig aus verlässlicher Herkunft, 1:1 gemischt mit Aloe-Vera-Gel ist gelegentlich angewendet eine wahre Power-Kurpackung für die Lippen!

Da die heutige Frau und der heutige Mann doch gewisse Ansprüche an Hautpflegeprodukte haben, finden wir zum Glück im Handel zunehmend mehr spezifische Produkte als nur eine einfache Tube mit reinem Aloe-Vera-Gel. So gibt es flüssige Aloe in Sprayform und Anti-Aging-Seren ebenso wie spezielle Augenpflege und Sonnenschutzprodukte. Das erleichtert unseren Alltag als Aloe-Liebhaber enorm. Und auch Mischungen mit anderen wunderbaren Natursubstanzen wie etwa Propolis[7], weißer Tee, Granatapfel, Melone, Apfelextrakt oder Gurke finden sich, die allesamt die Wirkung unserer Aloe kräftig unterstützen. Zum Glück! Du weißt jetzt, worauf du beim Kauf achten musst – und dass das Kleingedruckte hinten wichtiger ist als alle schönen Bilder vorne auf der Verpackung!

---

7 Propolis ist das Kittharz der Bienen, das den Stock keimfrei hält.

Der Wissens-Wert: Aloe ist nicht gleich Aloe

Nun hast du all diese wertvollen Informationen zur Königin der Wüste (bzw. die der Heilpflanzen) gelesen und mit Sicherheit hast du nun einen großen Wunsch: Auch für dich das Gel dieser wunderbaren Pflanze in bestmöglicher Qualität nutzen zu können! Diesen Wunsch können wir nur unterstützen. Daher möchten wir dir abschließend ein paar Punkte nennen, die zu beachten sind, wenn du wirklich einen Nutzen aus ihr ziehen möchtest.

Falls du vorhast, dir eine Aloe-Vera-Pflanze zuzulegen, dann ist die Überschrift dieses Kapitels für dich sehr wichtig. Denn Aloe ist eben nicht gleich Aloe. Immerhin gibt es um die 500 Aloe-Arten. Wenn wir hier von Aloe und all ihren Vorzügen sprechen, dann ist damit alleine die Aloe Vera Barbadensis Miller gemeint. Sie ist es, die all das in ihrem Gel aufweist, was dem Menschen so guttut.

Das gilt für kaum eine andere Aloe-Art. Die Barbadensis Miller kannst du auch in unseren Breitengraden leicht erwerben. Jedes Gartencenter hat sie normalerweise als Topfpflanze vorrätig. Sogar in Discountern gibt es sie dann und wann als Wochenangebot. Es ist ein absoluter Gewinn, eine Aloe-Vera-Pflanze im Haus zu haben. Sie ist eine der wenigen Pflanzen, die man unbesorgt in sein Schlafzimmer stellen kann, denn sie gibt nachts Sauerstoff anstelle des üblichen Kohlenstoffdioxids ab. Darüber hinaus ist sie unglaublich pflegeleicht. Wer keinen grünen Daumen hat, wird sich freuen, dass man sie durchaus mal über einen längeren Zeitraum vergessen kann, und sie steht stramm und prall da wie eh und je. Kunststück, als Wüstenpflanze hat sie keine großen Ansprüche, sondern weiß, wie man sich selbst optimal versorgt.

Solltest du vorhaben, das Gel selber zu ernten, ist allerdings schon ein wenig mehr zu beachten. Oder würdest du das Gel einer Pflanze zu dir nehmen wollen, die rund um die Uhr schlechte Energien und Schadstoffe aufnimmt, wie die Aloe Vera es dann tut? Dazu kommt, dass eine Aloe-Vera-Pflanze mindestens drei Jahre lang in der Sonne stehen sollte, damit sie dir dank des vielen Lichttankens und -speicherns genau die Kraft bieten kann, von der wir in dem Buch so begeistert sprechen. Eine Pflanze, die unter freiem Himmel bei mindestens 300 Tagen Sonneneinstrahlung für 3–4 Jahre wächst, ist also in jedem Fall ein völlig anderes Wesen und damit gegenüber einer Zimmerpflanze zu bevorzugen! Was auf den Kanaren aufgrund des Klimas noch

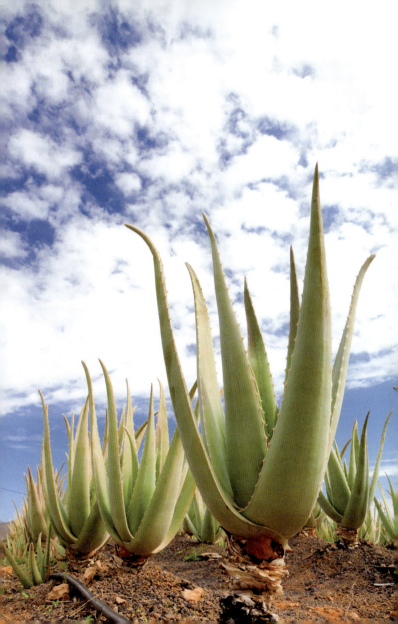

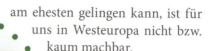

am ehesten gelingen kann, ist für uns in Westeuropa nicht bzw. kaum machbar.

Damit stehen wir als Nutznießer des Aloe-Vera-Gels vor dem gleichen Problem wie Menschen, die nicht am Meer wohnen, aber gerne frischen Fisch essen möchten. Wie kann man also die bestmögliche Qualität zu sich nehmen, wenn man nicht selber ins Boot steigen, fischen und gleich danach den Fisch zubereiten kann? Bei Fisch ist die wohl beste Lösung, ihn sofort mit Eis zu kühlen und dann einzufrieren. Das sollte mit Aloe Vera natürlich nicht gemacht werden. Allerdings gilt auch hier die Prämisse: Innerhalb weniger Stunden nach der Ernte sollte sie haltbar gemacht werden. Und zwar so, dass das Wertvolle in ihr erhalten bleibt und nicht etwa zerstört wird. Das bedeutet, dass die Verarbeitungsanlagen so nahe wie möglich bei den Aloe-Feldern sein sollten, damit lange Transportwege in der heißen Gegend vermieden werden. Dazu kommt, dass es verschiedene Verfahren gibt, um das Gel aus dem Blattinneren zu extrahieren. Von Hand filetiertes

Gel ist in jedem Fall zu bevorzugen, da es ohne chemische Prozesse auskommt, deren Aufgabe es ist, das in der Blattrinde enthaltene Aloin[8] künstlich herauszuziehen. Besser, der Stoff kommt mit dem Gel gar nicht erst in Berührung. Zudem gilt es sorgsam abzuwägen, welche Methode man für die Haltbarmachung bevorzugt.

Um es vorwegzunehmen: Irgendeinen Abstrich musst du als Kunde in Kauf nehmen! Solange du nicht neben deiner eigenen Plantage unter der Dauersonne wohnst, wirst du akzeptieren müssen, dass exportierte Nahrungsmittel in einem Behälter irgendwie haltbar gemacht werden müssen. Sonst fängt es nach ein paar Tagen an zu stinken, und der Genuss dürfte sich sehr in Grenzen halten bzw. der Schuss würde nach hinten losgehen.

Als Konsument wirst du nun für dich entscheiden müssen, welche Art der Konservierung du bevorzugst. Es liegt in deinem Ermessen. Nur eines sollte dir bewusst sein: »100 % Aloe Vera« kann eine Aussage sein, die verlockend klingt, hinter der aber etwas stecken kann, was dir nicht gefällt, wenn du sie durchschaust. Wie das? Nun, wie gesagt, irgendwie muss das Gel haltbar gemacht werden. Wenn man sich nun dafür entscheidet, nichts hinzuzufügen, wie soll die Haltbarkeit dann gewährleistet werden? Dafür gibt es verschiedene Verfahren.

---

8   Aloin ist ein bitter schmeckender Stoff, der auf den menschlichen Körper abführend wirken kann. In höheren Dosen sollte er aus gesundheitlicher Sicht unbedingt vermieden werden.

Eine Variante ist das Sprüh- oder Gefriertrocknen. Dabei wird dem Gel Wasser entzogen. Später werden diese Trockenkonzentrate wieder mit Wasser verdünnt. Dass die wertvollen Inhaltsstoffe zum großen Teil dabei auf der Strecke bleiben, sollte jedem einleuchten. Von einem Konzentrat ist daher abzuraten, wenn man das Beste für seine Gesundheit und Schönheit möchte.

Dann gibt es die Möglichkeit, das Gel zu erhitzen, also zu pasteurisieren. Wenn es richtig gemacht wird, ist es nicht notwendig, weitere Stoffe hinzuzugeben. Empfindliche und kostbare Bestandteile des Gels wie Enzyme haben damit aber ihre Schwierigkeiten. Heißt: Liegen die Temperaturen über 45° bzw. 55° C, so werden sie deaktiviert und denaturiert[9]. Damit liegen sowohl der Vorteil als auch der große Nachteil dieses Verfahrens auf der Hand.

Eine weitere Option ist, das Aloe-Vera-Gel mit zusätzlichen Stoffen zu versehen, sodass nichts erhitzt werden muss. Damit bleiben alle wertvollen Inhaltsstoffe erhalten. Und hiermit meinen wir nicht die in vielen Ländern beliebte Konservierung mit reichlich Alkohol (in Italien mit Grappa, in Russland mit Wodka)!

Bei diesem Verfahren geht die Qualitätsschere auf dem Markt weit auseinander. Es bleibt dem gesundheitsbewussten Käufer also nichts übrig, als sich einmal mit den Marken seines vermeintlichen Vertrauens ein wenig ausei-

---
9   Denaturierung ist eine strukturelle Veränderung der Biomoleküle.

nanderzusetzen und herauszufinden, welches Verfahren er persönlich bevorzugt und welcher Hersteller das Vertrauen wirklich verdient. Wie bereits im Kapitel über die Zeitqualität beschrieben, ist es letztlich hier ebenso ratsam, einen echten Experten »Dr. Google« vorzuziehen. Denn auch im Internet gelten die gleichen Gesetze wie im »realen« Leben: Es gibt Abertausende von Möglichkeiten. Der eigene Blick wird meist nur auf das fallen, was das eigene Weltbild bestätigt. Man kann wohl letztlich jeden Hersteller googeln und findet beides, Schlechtes wie auch Gutes.

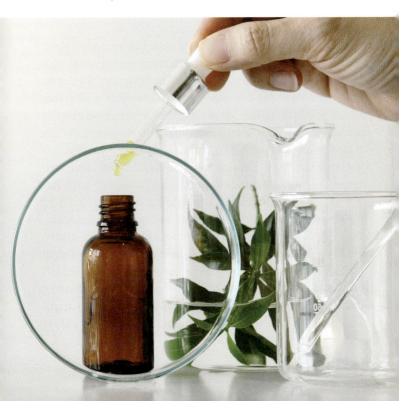

Ein ganz einfacher Weg, wie du herausfinden kannst, ob du reines, pures Aloe-Vera-Gel vor dir im Glas hast, ist folgender: Schau es genau an! Probiere es! Sieht es gelb- bis grünlich und dickflüssig aus? Siehst du noch Faserstoffe der Pflanze oder vielleicht gar Gel-Stückchen? Sehr gut! Schmeckt es deutlich bitter? Dann enthält es eventuell Aloin. Oder sitzt du vor einer transparenten, dünnen Flüssigkeit, eventuell mit Zitronen- oder Honig-Geschmack? Dann hat man dir vermutlich stark verwässertes Gel verkauft, das mit dem, wovon dieses Buch spricht, kaum noch etwas gemeinsam hat.

Ansonsten würden wir empfehlen, verschiedene Aloe-Vera-Gels über einen etwas längeren Zeitraum von ca. zwei Wochen auszuprobieren und auch die Intuition ein Wort mitreden zu lassen. Bei der Auswahl der Hersteller sollte aber darauf geachtet werden, dass sie selber hohe Ansprüche daran haben, Qualität abzuliefern. Und ob es unserer »Geiz ist geil«-Gesellschaft nun gefällt oder nicht: Qualität hat immer ihren Preis. Das gilt auch beim Kauf hochwertigen Aloe-Vera-Gels. Zumindest dann, wenn man sich auch faire Arbeitsbedingungen für alle Beteiligten wünscht. Nicht nur deswegen ist Sparen hier eine völlig falsche Entscheidung. Wenn du dir für ein paar Euro Aloe-Vera-Gel kaufen willst, weil du die Wirkungen haben möchtest, von denen wir hier in diesem Buch sprechen, dann raten wir ganz klar: Spar dir dieses Geld! Lass es dann lieber bleiben. Denn es gibt noch einen weiteren Aspekt, mit dem du als Kunde mit einem vermeintlichen Schnäppchen auf die falsche Fährte gelockt wirst.

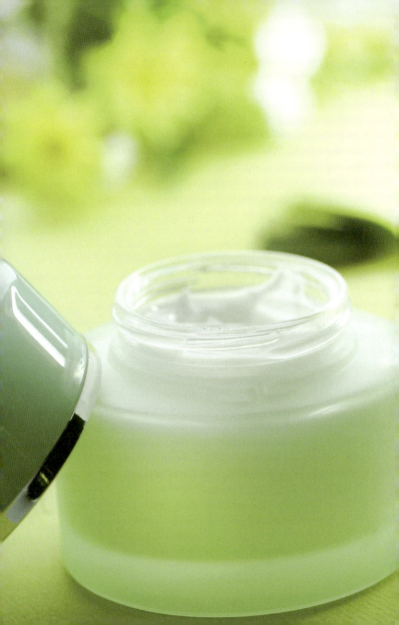

Wie bereits oben angedeutet, gibt es noch einen Grund, warum du bei »100 % Aloe Vera« ruhig ein wenig Skepsis statt grenzenlose Begeisterung an den Tag legen solltest. Es muss nicht so sein, aber es könnte sein, dass du das Produkt eines Herstellers in Händen hältst, der die EU-Richtlinien für sich nutzt und Wasser als Zusatzstoff nicht deklariert. Das muss er nämlich nicht. Klar ausgedrückt bedeutet das: Nur weil 100 % draufsteht, müssen nicht zwingend 100 % drin sein. Das ist eine Masche von Händlern, die mehr an den eigenen Profit denken als an das Wohlergehen ihrer Kunden.

Darauf solltest du bei Aloe-Vera-Gel zusammenfassend achten:

- Zimmerpflanzen sind für die Ernte keine (besonders) gute Wahl.
- Bei eigener Zucht bitte darauf achten, dass die Pflanze täglich sehr viel Sonne bekommt und mindestens 3–4 Jahre wachsen kann.
- Dann kannst du sie zumindest für die äußere Anwendung unbesorgt verwenden.
- Trinken sollte man dieses Gel dennoch nicht.
- Beim Kauf fertiger Produkte sollte man die verschiedenen Kriterien kennen und beachten:
- Ist die Aloe Vera handfiletiert?
- Ist sie pasteurisiert oder konserviert/stabilisiert?
- Handelt es sich wirklich um reines Gel oder verdünnten Saft?

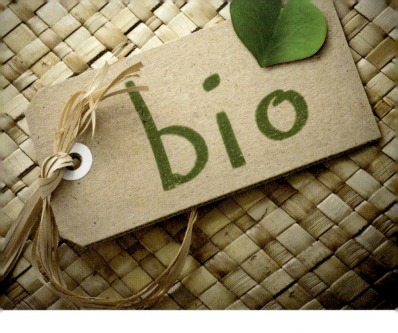

Was tatsächlich nachrangig ist, und das wird dich überraschen, ist, ob ein Aloe-Vera-Produkt das (bzw. ein) Biosiegel hat. Denn Hersteller müssen das Biosiegel kaufen. Im Gegensatz dazu gibt es Qualitätssiegel im Lebensmittelbereich, die man nicht käuflich erwerben kann, sondern die ausschließlich verliehen werden. Bei denen kannst du dir sicherer sein, dass sie unabhängig vergeben wurden.[10] Dazu kommt, dass es mittlerweile so viele verschiedene Biosiegel gibt, dass der normale Verbraucher sowieso nicht mehr durchblicken kann – wovon andere Menschen wiederum profitieren. Der Biomarkt ist ein riesiger Wachstumsmarkt, und das wird an anderer Stelle auch ausgenutzt.

---

10 Beispiele hierfür sind etwa das Koscher- oder das Halal-Zertifikat.

Neben dem Siegelwirrwarr und der Käuflichkeit einiger Zertifikate steht insbesondere bei der Aloe Vera der Sinn einer Labelisierung im Raum. Denn wie dargelegt, wird die Pflanze weder mit Düngemitteln gezüchtet noch gegen Insektenbefall mit Pestiziden behandelt, weil sie einfach keine natürlichen Feinde hat. Es gibt Hersteller, die ihre Kunden mit Bezeichnungen wie »organisch angebaut« in die Irre führen. Klingt wunderbar, oder? Das trifft nur auf jede Aloe Vera Pflanze zu, sofern man nicht aus reiner Spritzlust über sie herfällt.

Ein europäisches Biosiegel ist schön, sagt aber nichts über die Qualität des Anbaus, die eventuell wochenlange Lagerung, die zeitnahe Verarbeitung oder die schonende Stabilisierung des Aloe-Vera-Gels aus.

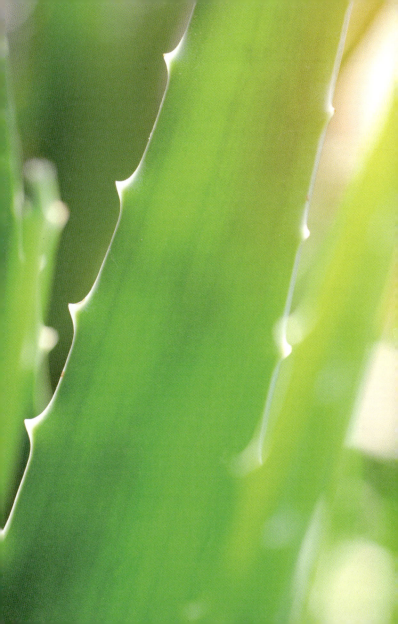

Schlusswort

Wir hoffen sehr, dir mit diesem Buch einen sanften und auch überzeugenden Einstieg in die wunderbare Welt der Aloe Vera geboten zu haben. Was uns beide angeht, so konnten wir uns vollauf davon überzeugen – aus eigener, langer Erfahrung als Konsumenten, aber auch als Beobachterinnen –, wie wohltuend sich das Gel dieser Pflanze auf andere Menschen in unserem Umfeld auswirkt. Nun ist es an dir, den Nutzen und Segen der Wüstenkönigin zu erfahren!

Bitte bedenke dabei aber, dass du kein Medikament aus der Apotheke schluckst, das binnen weniger Stunden (scheinbare) Wunder bewirkt. Die Aloe ist eine Pflanze. Daher dürfen wir Geduld bei der Anwendung haben und interessiert beobachten, was sie mittel- und langfristig für uns bewirkt. Was nicht heißen soll, dass du ihre Wirkung nicht auch flott im Körper merken kannst!

Hab keine Scheu, sie zu nutzen, und mach dir auch keine großen Gedanken um die Dosierung. Bei einem anderen Gemüsesaft würdest du dir ja auch nicht den Kopf darüber zerbrechen, ob ein halbes Glas nun womöglich zu viel wäre, bzw. dir Sorgen machen, dass dein Körper sich daran gewöhnen könnte, oder? Nur wenn du einen recht ungesunden Lebensstil pflegst, ist es ratsam, mit einem Esslöffel Gel anzufangen und dich Woche um Woche zu steigern.

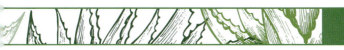

Auch haben wir es schon erlebt, dass Menschen das wunderbare Gel konsumiert haben und dann meinten, sie hätten dadurch Verdauungsprobleme bekommen. Natürlich kann man nie etwas ausschließen. Nach unseren Erfahrungswerten verursacht Aloe Vera keine Probleme, sondern zeigt vielmehr an, wo welche sind. Sie ist also so gut wie nie der Störfaktor im Körper, sondern allenfalls ein Anzeiger dafür. Nimmt man Aloe Vera dann weiter zu sich, zeigt sie ihre wahre Wirkung.

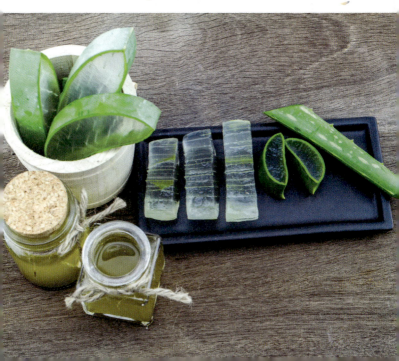

Lass dich im Zweifelsfall von jemandem beraten, der sich damit auskennt. In diesem Bereich gibt es mittlerweile viele Anbieter. Suche dir am besten einen qualitativ hochwertigen Direktvertrieb, der seine Aloe-Vera-Produkte in unmittelbarer Nähe zu eigenen Plantagen herstellt. Denn die Menschen, die quasi »ab Hof« mit diesen Unternehmen zusammenarbeiten, kennen sich aus und nehmen sich Zeit für dich. Sie beraten dich aus eigener Erfahrung heraus umfassend und sorgfältig – und das ist etwas, was man eben nicht im Discounter findet. Gute Qualität ebenso wenig!
Wenn wir dich dazu animieren konnten, dem sagenhaften Gel der Aloe Vera eine Chance zu geben, freut uns das über alle Maßen! Es ist unser großer Wunsch, dass es bald in keinem Haushalt mehr fehlen wird. Und es kann gut sein, dass der »Arzt im Blumentopf«, wie der Volksmund die Aloe Vera auch nennt, bald in das Bewusstsein und in die Häuser der Menschen zurückkehrt.

Pflege dich schön! Genieße die Wirkung des Aloe-Vera-Gels auf deiner Haut. Bleib gesund, werde gesund, und tu bzw. lass alles, was dem im Wege steht!

Um es mit Schopenhauers Worten zu sagen: »Gesundheit ist zwar nicht alles, aber ohne Gesundheit ist alles nichts.«

Von Herzen
deine Silvia Maria Engl und Gabriele Martine Reichard

Über die Autorinnen

Silvia Maria Engl weiß aus eigener Erfahrung, wie man sich von den Fesseln alter Verhaltensmuster befreien und endlich ein selbstbestimmtes Leben führen kann. Sie hat ein gesichertes Wohlstandsleben hinter sich gelassen, Hülle um Hülle abgestreift und dabei sich selbst gefunden. Als Coach und Trainerin unterstützt sie heute andere Menschen auf deren Weg in die Freiheit. Dabei ist die Aloe Vera ihr eine wichtige Begleiterin geworden, da die Autorin um die Macht und Kraft dieser Pflanze für die Lebensfreude weiß.

www.silvia-maria-engl.com

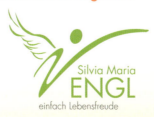

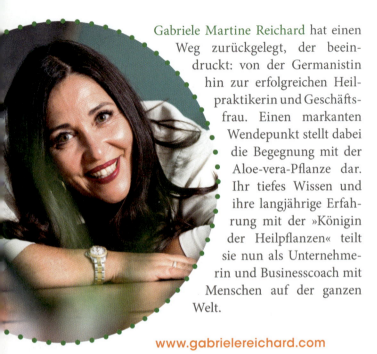

Gabriele Martine Reichard hat einen Weg zurückgelegt, der beeindruckt: von der Germanistin hin zur erfolgreichen Heilpraktikerin und Geschäftsfrau. Einen markanten Wendepunkt stellt dabei die Begegnung mit der Aloe-vera-Pflanze dar. Ihr tiefes Wissen und ihre langjährige Erfahrung mit der »Königin der Heilpflanzen« teilt sie nun als Unternehmerin und Businesscoach mit Menschen auf der ganzen Welt.

www.gabrielereichard.com

Bildnachweis

Bilder von der Bilddatenbank www.shutterstock.com:
Layoutelement: Balken »florale Grafik«: #576772093 (©adehoidar)

S.7: #260457242 (©Fishman64), S.8: #292353335 (©wavebreakmedia), S.11: #568485790 (©Singkham), S.13: #364372337 (©anetta), S.14: #92900434 (©anyaivanova), S.17: #145844744 (©Africa Studio), S.18: #102451049 (©PhotoMediaGroup), S.20: #250375267 (©rangizzz), S.23: #203299303 (©Dark Moon Pictures), S.27: #27761221 (©Sergey Vasilyev), S.29: #295008629 (©rolandtopor), S.32: #57261922 (©crystalfoto), S.35: #110253374 (©Noind40), S.37: #550428238 (©Mr.Ruj_Thailand), S.39: #163010963 (©Africa Studio), S.41: #632353679 (©Avdeyukphoto), S.42: #342808157 (©Vixit), S.47: #639744193 (©DronG), S. 48: #524060941 (©DONOT6_STUDIO), S.50: #196432649 (©KieferPix), S.53: #431091301 (©Brent Hofacker), S.55 : #306115796 (©Brent Hofacker), S.57: #455420044 (©nata_nytiaga), S.59: #600329282 (©phanu suwannarat), S.60: #284461268 (©Fishman64), S.63: #682843657 (©Here Asia), S.64: #655957123 (©tongcom photographer), S.67: #642058057 (©Mr.Cheangchai Noojuntuk), S. 68: #284786453 (©Billion Photos), S.71: #101364157 (©joannawnuk), S.73: #394716478 (©Nikolay Litov), S.75: #582094912 (©Fishman64), S.77: #100093535 (©science photo), S.78: #613180784 (©Makistock), S.81: #666406504 (©ARTFULLY PHOTOGRAPHER), S.83: #71099107 (©Subbotina Anna), S.85: #115363321 (©Olivier Le Moal), S.87: #590470385 (©pernsanitfoto), S.89: #587182832 (©pittawut)

Weitere Bilder:
S. 91: Autorenfoto von Silvia Maria Engl: © Stefan Dokoupil, www.dokoupilphotography.com
S. 92: Autorenfoto von Gabriele Martine Reichard: © MILA PAIRAN PHOTOGRAPHY, München

Mit *Lebensfreude* und **Power** ans Ziel!

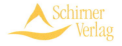

Silvia Maria Engl & Abbas Schirmohammadi
Dein Garten der Heilung
Meditationen für mehr Gesundheit,
Glück und Zufriedenheit
CD, ca. 59 Min.
ISBN 978-3-8434-8345-2

Silvia Maria Engl & Abbas Schirmohammadi
Autogenes Training und Lebensfreude
Ganz entspannt innere Power gewinnen
CD, ca. 76 Min.
ISBN 978-3-8434-8346-9

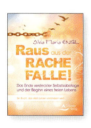

Silvia Maria Engl
Raus aus der Rache-Falle
Das Ende verdeckter Selbstsabotage und der
Beginn eines freien Lebens
Ein Buch, das dein Leben verändern wird
128 Seiten
ISBN 978-3-8434-1291-9

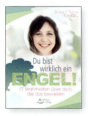

Silvia Maria Engl
Du bist wirklich ein Engel!
77 Wahrheiten über dich, die das beweisen
136 Seiten
ISBN 978-3-8434-1238-4

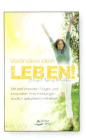
Silvia Maria Engl
Verändere dein Leben!
Mit zielführenden Fragen und
bewussten Entscheidungen endlich
selbstbestimmt leben
176 Seiten
ISBN 978-3-8434-1237-7

Silvia Maria Engl
Frag dich frei!
Wie du dich mit den richtigen Fragen
aus alten Blockaden befreist
96 Seiten
ISBN 978-3-8434-5136-9

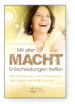
Silvia Maria Engl
Mit aller Macht Entscheidungen treffen
Wie du bewusst und vertrauensvoll
dein Leben verändern kannst
96 Seiten
ISBN 978-3-8434-5135-2

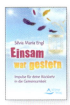
Silvia Maria Engl
Einsam war gestern
Impulse für deine Rückkehr
in die Gemeinsamkeit
96 Seiten
ISBN 978-3-8434-5130-7

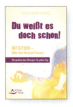
Silvia Maria Engl
Du weißt es doch schon!
Intuition – Über den Verstand hinaus
Mit praktischen Übungen für jeden Tag
96 Seiten
ISBN 978-3-8434-5113-0

Silvia Maria Engl
Schluss mit den Zweifeln!
Mit deinem Wahrheitspunkt einfach
klare Antworten finden
96 Seiten
ISBN 978-3-8434-5119-2

Silvia Maria Engl
Schluss mit den Zweifeln!
Entdecke deinen Wahrheitspunkt
und deine Intuition
Geführte Übungen und Meditationen
CD, ca. 48 Min.
ISBN 978-3-8434-8313-1

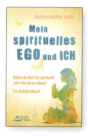
Silvia Maria Engl
Mein spirituelles Ego und ich
Hältst du dich für spirituell
oder bist du es schon?
Ein Aufrüttelbuch
160 Seiten
ISBN 978-3-8434-1210-0

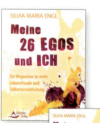
Silvia Maria Engl
Meine 26 Egos und ich
Ein Wegweiser zu mehr Lebensfreude
und Selbstverwirklichung
304 Seiten
ISBN 978-3-8434-1161-5

Silvia Maria Engl
Meine 26 Egos und ich
Bewusstwerdung – Übungen –
Geführte Meditationen
CD, ca. 47 Min.
ISBN 978-3-8434-8306-3